Kohlhammer

Rat + Hilfe

Fundiertes Wissen für Betroffene, Eltern und Angehörige – Medizinische und psychologische Ratgeber bei Kohlhammer

Eine Übersicht aller lieferbaren und im Buchhandel angekündigten Ratgeber aus unserem Programm finden Sie unter:

https://shop.kohlhammer.de/rat+hilfe

Die Autorin

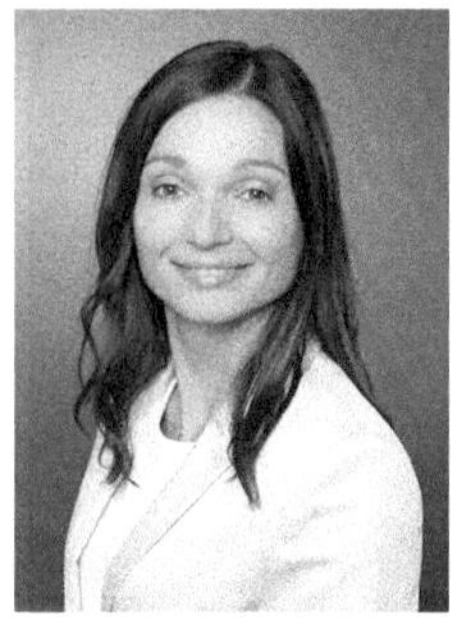

Prof. Dr. med. Maria Strauß ist Fachärztin für Psychiatrie, Psychotherapie und Neurologie. An der Medizinischen Fakultät der Universität Leipzig hat sie die Professur für Translationale Interventionsforschung mit Schwerpunkt auf ADHS und affektiven Störungen inne. Seit 2016 leitet sie den Fachbereich für ADHS im Erwachsenenalter, Affektive Störungen und Stimulationsverfahren an der Klinik für Psychiatrie und Psychotherapie des Universitätsklinikums Leipzig.

Ihr wissenschaftliches Interesse gilt insbesondere den neurobiologischen Grundlagen von ADHS und Depression – und der Frage, wie sich diese Erkenntnisse in die klinische Praxis übersetzen lassen. In ihrer Forschung und Lehre entwickelt sie innovative diagnostische und therapeutische Ansätze und arbeitet daran, die Versorgung für Menschen mit ADHS nachhaltig zu verbessern.

Neben zahlreichen Fachpublikationen engagiert sich Maria Strauß seit vielen Jahren für eine bessere Aufklärung über psychische Erkrankungen im Erwachsenenalter. Als Professorin ist es ihr ein Anliegen, aktuelle Forschungsergebnisse verständlich und alltagsnah zu vermitteln.

Maria Strauß

Zwischen ADHS und Depression

Wissen und Hilfestellungen für Betroffene und Angehörige – Ein Wegweiser

Verlag W. Kohlhammer

Pharmakologische Daten verändern sich ständig. Verlag und Autoren tragen dafür Sorge, dass alle gemachten Angaben dem derzeitigen Wissensstand entsprechen. Eine Haftung hierfür kann jedoch nicht übernommen werden. Es empfiehlt sich, die Angaben anhand des Beipackzettels und der entsprechenden Fachinformationen zu überprüfen. Aufgrund der Auswahl häufig angewendeter Arzneimittel besteht kein Anspruch auf Vollständigkeit.

Die Wiedergabe von Warenbezeichnungen, Handelsnamen und sonstigen Kennzeichen berechtigt nicht zu der Annahme, dass diese frei benutzt werden dürfen. Vielmehr kann es sich auch dann um eingetragene Warenzeichen oder sonstige geschützte Kennzeichen handeln, wenn sie nicht eigens als solche gekennzeichnet sind.

Es konnten nicht alle Rechtsinhaber von Abbildungen ermittelt werden. Sollte dem Verlag gegenüber der Nachweis der Rechtsinhaberschaft geführt werden, wird das branchenübliche Honorar nachträglich gezahlt.

Dieses Werk enthält Hinweise/Links zu externen Websites Dritter, auf deren Inhalt der Verlag keinen Einfluss hat und die der Haftung der jeweiligen Seitenanbieter oder -betreiber unterliegen. Zum Zeitpunkt der Verlinkung wurden die externen Websites auf mögliche Rechtsverstöße überprüft und dabei keine Rechtsverletzung festgestellt. Ohne konkrete Hinweise auf eine solche Rechtsverletzung ist eine permanente inhaltliche Kontrolle der verlinkten Seiten nicht zumutbar. Sollten jedoch Rechtsverletzungen bekannt werden, werden die betroffenen externen Links soweit möglich unverzüglich entfernt.

Umschlagabbildung: NickJoe – stock.adobe.com

1. Auflage 2026

Gesamtherstellung: W. Kohlhammer GmbH, Heßbrühlstr. 69, 70565 Stuttgart
produktsicherheit@kohlhammer.de

Print:
ISBN 978-3-17-045551-1

E-Book-Formate:
pdf: ISBN 978-3-17-045552-8
epub: ISBN 978-3-17-045553-5

Inhalt

Übersicht über das elektronische Zusatzmaterial **9**

Vorwort **11**

Wie Sie diesen Ratgeber nutzen können **13**

1 Was ist ADHS? **17**
Einführung 17
Wie entsteht ADHS? 21
Wie erkenne ich eine ADHS? 27
Diagnostik bei Erwachsenen mit ADHS 31
Behandlung der ADHS bei Erwachsenen 41

2 Haben Frauen eine andere Form von ADHS? **49**
Einführung – warum ADHS bei Frauen öfter übersehen wird 49
Wie äußert sich ADHS bei Frauen? 51
Diagnostik bei Frauen mit ADHS – Worauf sollte geachtet werden? ... 55
Hormone und ihr Einfluss auf ADHS-Symptome bei Frauen 57

3 Was ist eine Depression? **59**
Einführung – Statistiken und Symptome 59
Wie entsteht eine Depression? 61
Wie erkenne ich eine Depression? 66
Diagnostik der Depression 70

Behandlung der Depression ... 72

4 **ADHS und Depression: Eine herausfordernde Kombination ... 84**
Einführung – Komorbiditäten bei ADHS ... 84
Warum treten ADHS und Depression gemeinsam auf? ... 86
Verwirrende Gemeinsamkeiten – wie ADHS und Depression sich überschneiden ... 87
Behandlung von ADHS und Depression – ein integrierter Ansatz ... 92

5 **Behandlung anpassen: Was ist wichtig, wenn ADHS und Depression gemeinsam auftreten? ... 98**
Einführung – worauf kommt es in der Behandlung an? ... 98
Die richtige Reihenfolge – Was wird zuerst behandelt? ... 99
Alltagsstrategien – Was funktioniert besonders gut? ... 101
Langfristige Behandlung – Therapie ist kein starres Konzept ... 104

6 **Was kann ich tun? ... 108**
Einführung – kleine Schritte mit großer Wirkung ... 108
Die richtige Anlaufstelle finden ... 109
Selbst zur Expertin/zum Experten werden ... 111
Den emotionalen Druck reduzieren – Strategien für den Umgang mit negativen Gefühlen ... 115
Den Alltag strukturieren ... 120
ADHS-Superkräfte – Stärken erkennen und nutzen ... 126
Soziale Beziehungen gestalten – Unterstützung annehmen ... 128
Musik als Konzentrationshilfe – warum sie bei ADHS helfen kann ... 133
Gesunde Gewohnheiten für Körper und Geist ... 134
Medikamente und Psychotherapie gezielt nutzen ... 137
Umgang mit Rückschlägen – Wie geht es weiter, wenn es mal nicht läuft? ... 144

7 Was können Angehörige tun? 154
Kleines Quiz für Angehörige vorab – Wie gut kenne ich mich mit ADHS und Depression aus? 154
Einführung: Die Rolle von Angehörigen – warum Unterstützung so wichtig ist 155
Verständnis entwickeln – Wissen hilft! 156
Praktische Unterstützung im Alltag anbieten 160
Offene Kommunikation – Erwartungen klären 162
Selbstfürsorge – Angehörige dürfen sich nicht selbst vergessen 164
Krisensituationen – Was tun, wenn es brenzlig wird? 166
Auflösung Quiz für Angehörige – Was stimmt wirklich? . 169

8 Ausblick: Ein Leben mit ADHS und Depression aktiv gestalten 171
Rückblick – was wir gelernt haben 171
Der Blick nach vorn – was bleibt? 172
Ein persönlicher Abschlussgedanke 172

Literatur 174

Online-Zusatzmaterial 186

Übersicht über das elektronische Zusatzmaterial

Den Weblink, unter dem die Zusatzmaterialien zum Download verfügbar sind, finden Sie unter Kap. Online-Zusatzmaterial zum Download am Ende dieses Buches.

- Zusatzmaterial 1: Checkliste: Passt meine Behandlung noch zu mir?
- Zusatzmaterial 2: Mein persönlicher Notfallplan
- Zusatzmaterial 3: Mini-Checkliste: »Tagesplanung bei ADHS – worauf achten?«
- Zusatzmaterial 4: Mini-Checkliste: Gut vorbereitet ins Arztgespräch zum Thema Medikamente
- Zusatzmaterial 5: Mini-Checkliste: Gut vorbereitet ins Erstgespräch Psychotherapie
- Zusatzmaterial 6: Mini-Checkliste: Meine persönlichen Frühwarnzeichen
- Zusatzmaterial 7: Checkliste: Hilfreiche Strategien im Umgang mit ADHS und Depression
- Zusatzmaterial 8: Kleines Quiz für Angehörige: Wie gut kenne ich mich mit ADHS und Depression aus?
- Zusatzmaterial 9: Checkliste Angehörige: Wie kann ich helfen, ohne mich selbst zu überfordern?

Vorwort

Die Aufmerksamkeitsdefizit-/Hyperaktivitätsstörung (ADHS) hat in den letzten Jahren zunehmend Beachtung in der Erwachsenenpsychiatrie gefunden. Obwohl die Symptome meist im Kindesalter beginnen, suchen viele Betroffene erst im Erwachsenenalter Unterstützung. Häufig stehen nicht die typischen ADHS-Symptome im Vordergrund, sondern andere psychische Beschwerden wie Depressionen. Erst bei einer genaueren Betrachtung wird deutlich, dass ADHS die Ursache vieler Probleme darstellt.

Viele Betroffene versuchen über lange Zeit, ihre Symptome durch selbst erlernte Strategien zu kompensieren, was nicht selten zu einer enormen Belastung führt. Eine zusätzliche Depression verstärkt diese Schwierigkeiten häufig und kann in einen belastenden Teufelskreis aus negativer Selbstwahrnehmung und Versagensgefühlen führen. Gleichzeitig bleibt die ADHS oft unerkannt, wodurch eine gezielte Therapie ausbleibt.

In meiner Tätigkeit als Fachärztin für Psychiatrie und Psychotherapie habe ich immer wieder erlebt, wie eine Diagnose von ADHS das Leben von Patientinnen und Patienten verändern kann. Viele hatten zuvor zahlreiche erfolglose Behandlungsversuche ihrer Depression hinter sich. Mit der neuen Diagnose konnten wir die Therapie individuell anpassen und erzielen oft nachhaltige Verbesserungen. Für viele Betroffene bedeutet die Diagnose zudem eine enorme Erleichterung, da sie ihre Schwierigkeiten nun besser verstehen und einordnen können.

Ich erinnere mich an einen Patienten, der jahrelang unter wiederkehrenden Depressionen litt und bereits viele verschiedene Therapien ausprobiert hatte – ohne langfristigen Erfolg. Erst als wir die Möglichkeit einer ADHS in Betracht zogen, wurde ihm klar, dass viele seiner Probleme – seine Impulsivität, seine Schwierigkeiten mit der Strukturierung des

Alltags und seine ständige innere Unruhe – damit zusammenhängen könnten. Mit der richtigen Diagnose und einer angepassten Therapie erlebte er erstmals eine echte Verbesserung seiner Lebensqualität. Solche Erfahrungen sind nicht selten, und sie zeigen, wie wichtig eine präzise Diagnostik ist.

Dieser Ratgeber richtet sich an alle, die mit ADHS und Depression leben – sei es aus eigener Erfahrung oder als unterstützende Bezugsperson. Ziel ist es, ein besseres Verständnis für die Zusammenhänge dieser beiden Erkrankungen zu schaffen und Wege aufzuzeigen, wie Betroffene ihre Lebensqualität verbessern können. Das Wissen um die eigene Erkrankung gibt Sicherheit und ermöglicht es, Strategien gezielt einzusetzen. Dies kann die Behandlung ergänzen und den Alltag erleichtern.

Die Inhalte sind aus der Praxis gegriffen. Ich habe die Erfahrung gemacht, dass das Interesse an Informationen über Störungen wie ADHS und Depression sehr groß ist. Neben Hinweisen zur Selbsthilfe sind auch aktuelle wissenschaftliche Erkenntnisse zur Entstehung und Behandlung dieser Störungen von großer Bedeutung. Besonders in unseren klinischen Studien erlebe ich immer wieder, dass Teilnehmende großes Interesse an den Ergebnissen zeigen und verstehen möchten, wie neue wissenschaftliche Erkenntnisse ihr eigenes Leben beeinflussen können. Diesem Wunsch habe ich versucht, in diesem Ratgeber nachzukommen, indem ich praxisnahe Informationen mit wissenschaftlichem Hintergrund verknüpfe.

Ich möchte Sie dazu ermutigen, die Herausforderungen von ADHS und Depression nicht als unüberwindbare Hürden zu sehen, sondern als Chancen, Ihr Leben neu zu gestalten. Mit einer genauen Diagnose und einer individuell angepassten Therapie aus Medikamenten, Psychotherapie und Selbsthilfestrategien können Sie lernen, Ihre Symptome zu verstehen und gezielt anzugehen. Wichtig ist, den ersten Schritt zu wagen und Hilfe zu suchen – denn Sie sind nicht allein. Gemeinsam können wir Wege finden, die es ermöglichen, den Alltag leichter zu bewältigen und wieder Hoffnung und Zuversicht zu gewinnen.

Ich hoffe, dass dieses Buch Sie dabei unterstützt, neue Perspektiven zu entdecken und mit Zuversicht Ihren eigenen Weg zu gehen.

Wie Sie diesen Ratgeber nutzen können

Dieser Ratgeber soll Ihnen nicht nur Wissen vermitteln, sondern auch konkrete Hilfestellungen bieten. ADHS und Depression sind komplexe Themen, die viele Fragen aufwerfen. Deshalb ist dieses Buch so gestaltet, dass Sie es entweder von Anfang bis Ende lesen oder gezielt einzelne Themen nachschlagen können – ganz so, wie es für Sie am besten passt.

Zunächst werden die beiden Erkrankungen einzeln betrachtet: *Was ist ADHS?* (► Kap. 1) und *Was ist eine Depression?* (► Kap. 3). Diese Kapitel erklären die Grundlagen, die Symptome und die wichtigsten wissenschaftlichen Erkenntnisse zu beiden Störungen. Viele Betroffene erleben eine Mischung aus beiden, doch für ein besseres Verständnis ist es hilfreich, sich zuerst mit den einzelnen Krankheitsbildern vertraut zu machen.

Ein eigenes Kapitel widmet sich der Frage: *Haben Frauen eine andere Form von ADHS?* (► Kap. 2). Hier gehen wir darauf ein, warum ADHS bei Frauen oft später erkannt wird und welche Besonderheiten es in der Symptomatik, Diagnostik und Behandlung gibt. Da viele Frauen mit ADHS jahrelang fehldiagnostiziert oder missverstanden wurden, soll dieser Abschnitt helfen, mehr Klarheit über geschlechtsspezifische Unterschiede zu gewinnen.

Anschließend folgt das Kapitel *ADHS und Depression – eine herausfordernde Kombination* (► Kap. 4), das sich mit dem Zusammenspiel beider Störungen befasst und verdeutlicht, warum sie oft gemeinsam auftreten. Hier wird erklärt, wie sich die Symptome gegenseitig beeinflussen und warum eine gezielte, integrierte Behandlung wichtig ist.

Im Kapitel *Behandlung anpassen: Was ist wichtig, wenn ADHS und Depression gemeinsam auftreten?* (► Kap. 5) wird es praxisnäher: Hier erfahren Sie, worauf bei der Behandlung besonders zu achten ist, wenn ADHS und

Depression gemeinsam auftreten. Es geht unter anderem um die Frage der richtigen Behandlungsreihenfolge, um bewährte Alltagsstrategien sowie um die Bedeutung individueller und flexibler Therapieansätze.

Jedes Kapitel ist bewusst in sich abgeschlossen, sodass Sie nicht das gesamte Buch am Stück lesen müssen. Sie können jederzeit zu einem Abschnitt zurückkehren oder ein bestimmtes Thema nachschlagen, wenn es gerade für Sie relevant ist. Gerade für Menschen mit ADHS, die sich manchmal schwer damit tun, Informationen linear aufzunehmen, kann diese Struktur eine Erleichterung sein. Es geht nicht darum, alles auf einmal zu erfassen, sondern sich die Inhalte in Ihrem eigenen Tempo anzueignen.

Um das Buch übersichtlich zu halten, wird es nicht mit Fachbegriffen überladen. Dort, wo Fachbegriffe auftauchen, werden sie verständlich erklärt. Auch komplexe Zusammenhänge werden so dargestellt, dass sie für alle nachvollziehbar sind – ganz ohne Vorwissen. Der Ratgeber soll eine Mischung aus fundierten Informationen und praxisnahen Hilfestellungen sein.

Im Kapitel *Was kann ich tun?* (▶ Kap. 6) wird es besonders praktisch: Hier werden die vorherigen Kapitel zusammengeführt und in konkrete Tipps und Strategien überführt. Anhand von Beispielen aus dem Alltag erfahren Sie, welche Maßnahmen helfen können – sei es im Beruf, in der Familie oder im persönlichen Umgang mit der eigenen Erkrankung. Dabei geht es nicht um allgemeine Ratschläge, sondern um realistische, erprobte Lösungswege, die auch in schwierigen Situationen umsetzbar sind.

Ein weiteres wichtiges Kapitel richtet sich an Angehörige: *Was können Angehörige tun?* (▶ Kap. 7). Oft fühlen sich Partnerinnen, Partner, Eltern oder enge Freundinnen und Freunde unsicher im Umgang mit der betroffenen Person. Hier gibt es praktische Hinweise, wie Angehörige unterstützen können, ohne sich selbst zu überfordern.

Abschließend bietet das Kapitel *Ausblick: Ein Leben mit ADHS und Depression aktiv gestalten* (▶ Kap. 8) eine ermutigende Perspektive: Es fasst zentrale Inhalte noch einmal zusammen und lädt dazu ein, den eigenen Weg weiterzugehen – trotz möglicher Rückschläge. Im Fokus steht dabei nicht die Krankheit, sondern der Mensch mit all seinen Möglichkeiten, Ressourcen und Entwicklungspotenzialen.

Dieser Ratgeber ist kein Buch, das nach einmaligem Lesen im Regal verschwindet. Er soll Sie begleiten – als verlässliche Quelle für Informationen, als Nachschlagewerk und als Impulsgeber für Veränderungen. Lassen Sie sich nicht von der Fülle der Informationen überwältigen. Lesen Sie das, was Sie gerade brauchen, und kommen Sie jederzeit darauf zurück, wenn es für Sie wieder relevant wird.

Ganz egal, ob Sie selbst betroffen sind, Angehörige unterstützen oder sich einfach für das Thema interessieren – dieses Buch soll Ihnen helfen, ADHS und Depression als Komorbidität besser zu verstehen und Ihren eigenen Weg im Umgang damit zu finden. Lesen Sie in Ihrem eigenen Tempo, lassen Sie sich Zeit, und vor allem: Nutzen Sie die Inhalte so, wie sie für Sie am hilfreichsten sind.

1 Was ist ADHS?

Einführung

Die Aufmerksamkeitsdefizit-/Hyperaktivitätsstörung (ADHS) wird oft als Kinderkrankheit betrachtet – ein Irrtum, der sich hartnäckig hält. Tatsächlich zeigen aktuelle Studien, dass die Störung auch im Erwachsenenalter fortbesteht. Weltweit liegt die geschätzte Prävalenz bei etwa 2,8 % (Fayyad et al., 2017), in Deutschland sogar bei 4,7 % der 18- bis 64-jährigen (de Zwaan et al., 2012). Das bedeutet, dass sehr viele Erwachsene von ADHS betroffen sind – viele davon ohne Diagnose oder angemessene Behandlung.

Für Betroffene kann die Diagnose eine enorme Erleichterung sein. Nach Jahren oder Jahrzehnten voller Selbstzweifel, Frustration oder Fehldiagnosen kann die Erkenntnis, dass ADHS die Ursache vieler Schwierigkeiten ist, ein entscheidender Wendepunkt sein. Mit dem richtigen Wissen und gezielter Unterstützung lassen sich die Symptome oft deutlich besser bewältigen.

ADHS im Erwachsenenalter – anders, aber nicht verschwunden

Lange Zeit nahm man an, dass sich ADHS »verwächst« – eine Vorstellung, die inzwischen widerlegt ist. Studien zeigen, dass 60–80 % der betroffenen Kinder auch als Erwachsene noch Symptome haben (Cherkasova et al., 2022). Allerdings verändern sich die Symptome mit der Zeit: Während bei Kindern oft Hyperaktivität und Impulsivität im Vordergrund stehen, äußert sich ADHS bei Erwachsenen stärker durch Konzentrationsprobleme, emotionale Dysregulation (= Stimmungsschwankungen) und Probleme mit Organisation und Selbstmanagement.

Ein weiteres Phänomen ist die veränderte geschlechtsspezifische Verteilung der Diagnosen. Während in der Kindheit deutlich mehr Jungen als Mädchen mit ADHS diagnostiziert werden (Verhältnis bis zu 1:10), gleicht sich das Verhältnis im Erwachsenenalter deutlich an. Woran liegt das?

- Mädchen zeigen in der Kindheit oft weniger auffällige Symptome – statt hyperaktiv zu sein, sind sie eher verträumt und unaufmerksam.
- Dadurch fällt ihre ADHS in der Schule weniger auf, und sie erhalten seltener eine Diagnose.
- Im Erwachsenenalter geraten betroffene Frauen jedoch oft unter Druck: Beruf, Ausbildung, Studium oder Familie erfordern hohe Selbstorganisation, wodurch die Schwierigkeiten sichtbarer werden. Viele suchen dann erstmals selbst Hilfe.

ADHS bleibt also häufig unerkannt – gerade bei Frauen. Das bedeutet jedoch nicht, dass die Symptome weniger ausgeprägt sind, sondern nur, dass sie sich anders zeigen.

ADHS ist keine neue Modeerscheinung

In den Medien wird ADHS manchmal als überdiagnostiziert oder gar als »Modekrankheit« dargestellt. Ein Blick in die Geschichte zeigt jedoch, dass ADHS-Symptome bereits vor über 100 Jahren beschrieben wurden. Der deutsche Psychiater Emil Kraepelin (1856–1926) erwähnte in seinem Lehrbuch Betroffene, deren Verhalten nach heutigen Kriterien eindeutig zu einer ADHS-Diagnose passen würde. Auch in älteren medizinischen Texten anderer Autorinnen und Autoren tauchen Beschreibungen von Menschen auf, die unter Aufmerksamkeitsproblemen, Impulsivität und innerer Unruhe litten (Müller & Strauß, 2024; Steinberg & Strauß, 2022).

Was sich also verändert hat, ist nicht die Existenz von ADHS – sondern unser Verständnis davon. Die steigende Anzahl an Diagnosen bedeutet nicht, dass mehr Menschen betroffen sind, sondern dass wir heute besser hinschauen und gezielter diagnostizieren.

Warum wird ADHS bei Erwachsenen oft übersehen?

Die Diagnose von ADHS im Erwachsenenalter ist oft schwieriger als bei Kindern. Die Gründe:

- **Subtilere Symptome** – Erwachsene mit ADHS sind seltener hyperaktiv, aber kämpfen mit Organisation, Zeitmanagement und emotionaler Kontrolle.
- **Kompensationsstrategien** – Viele haben im Laufe der Jahre eigene Strategien entwickelt, um ihre Schwierigkeiten zu verbergen – oft mit großem Energieaufwand.
- **Verwechslung mit anderen Störungen** – ADHS-Symptome überschneiden sich mit Depressionen, Angststörungen und bipolaren Störungen – was oft zu Fehldiagnosen führt.

Studien zeigen, dass weniger als 20% der Erwachsenen mit ADHS diagnostiziert und behandelt werden (Rivas-Vazquez et al., 2023). Das kann schwerwiegende Folgen haben:

- **Berufliche Schwierigkeiten** – Probleme mit Zeitmanagement und Organisation beeinträchtigen Karrierechancen.
- **Beziehungsprobleme** – Impulsivität oder emotionale Überreaktionen führen zu Konflikten.
- **Psychische Belastungen** – Bis zu 80% der Betroffenen haben mindestens eine zusätzliche psychische Störung, meist Depressionen oder Angststörungen (Fitzgerald et al., 2019).
- **Gesundheitliche Risiken** – ADHS ist mit einem erhöhten Risiko für Adipositas, metabolischen Störungen und Unfällen verbunden – und kann die Lebenserwartung verringern (Shaw et al., 2022).

Dies macht es manchmal schwierig, die wahre Ursache der Probleme zu erkennen und eine passgenaue Behandlung einzuleiten (Kooij et al., 2019).

Daher sind eine frühzeitige Diagnose und Behandlung entscheidend, um langfristige negative Folgen zu vermeiden (Oddo et al., 2018).

ADHS ist keine Frage des Willens, sondern eine neurobiologische Störung

Noch immer gibt es das Vorurteil, ADHS sei eine »Ausrede« oder eine Frage der Disziplin. Doch mittlerweile wissen wir: ADHS ist tief in der Neurobiologie des Gehirns verankert.

- Unterschiede in der Dopamin- und Noradrenalin-Aktivität beeinflussen Motivation, Impulskontrolle und Konzentration (Del Campo et al., 2011).
- Bildgebende Studien (z. B. mit Magnetresonanztomografie; MRT) zeigen, dass bei ADHS die Kommunikation zwischen verschiedenen Hirnregionen gestört ist, insbesondere im Bereich des präfrontalen Kortex, der für Selbstkontrolle und Planung zuständig ist (Faraone et al., 2021).
- ADHS ist also keine Verhaltensschwäche, sondern durch Regulationsprobleme des Denkens und Fühlens bedingt.

Dieses Wissen hat nicht nur die Forschung vorangebracht, sondern trägt auch zunehmend dazu bei, ADHS weniger kritisch zu betrachten.

Was erwartet Sie in diesem Kapitel?

In diesem Kapitel werden wir uns mit folgenden Fragen beschäftigen:

- Was sind typische Symptome einer ADHS?
- Welche Herausforderungen ergeben sich im Alltag?
- Wie wird die Diagnose gestellt?

- Welche Behandlungsmöglichkeiten gibt es – und wie findet man die passende Strategie?
- Wie können Betroffene und Angehörige den Umgang mit ADHS erleichtern?

Fazit

Mittlerweile ist bekannt, dass ADHS keine Kinderkrankheit ist, sondern auch viele Erwachsene betrifft. Doch die subtilere Ausprägung der Symptome und gut funktionierende Kompensationsstrategien erschweren oft die Diagnose. Für viele Betroffene ist das Wissen um ihre ADHS ein »Game-Changer« – also ein Schlüssel zu mehr Verständnis, gezielter Unterstützung und einem besseren Umgang mit sich selbst.

Wie entsteht ADHS?

Die genauen Ursachen von ADHS sind noch nicht vollständig geklärt. Was wir jedoch heute wissen: ADHS ist keine erzieherische Fehlleistung, sondern eine neurobiologische Störung, die durch ein Zusammenspiel genetischer und umweltbedingter Faktoren entsteht. Forschungsergebnisse zeigen, dass ADHS stark erblich ist, aber auch frühkindliche Einflüsse eine Rolle spielen.

Genetische Faktoren – ADHS liegt oft in der Familie

ADHS hat eine hohe Erblichkeit: Studien zeigen, dass 70–80 % der Fälle auf genetische Faktoren zurückzuführen sind (Faraone et al., 2021). Das bedeutet, dass ADHS nicht »zufällig« auftritt, sondern oft innerhalb von Familien gehäuft vorkommt.

Forscherinnen und Forscher konnten in einer groß angelegten genetischen Untersuchung mit mehr als 20.000 Menschen mit ADHS zahlreiche genetische Risikovarianten identifizieren. Dabei handelt es sich um polygenetische Faktoren – das bedeutet, dass nicht ein einzelnes »ADHS-Gen« existiert, sondern viele verschiedene Gene zusammenwirken (Demontis et al., 2019).

Einige dieser Gene beeinflussen Neurotransmitter, also Botenstoffe im Gehirn, insbesondere Dopamin und Noradrenalin. Diese Stoffe sind unter anderem essenziell für die Regulation von Aufmerksamkeit, Impulskontrolle und Motivation – alles Prozesse, die bei ADHS beeinträchtigt sind.

Neurobiologische Ursachen – wie das Gehirn bei ADHS anders arbeitet

Bildgebende Verfahren wie MRT (Magnetresonanztomografie) oder PET (Positronen-Emissions-Tomografie) zeigen, dass bestimmte Hirnregionen bei Menschen mit ADHS anders arbeiten als bei neurotypischen Personen.

Der präfrontale Kortex – das »Kontrollzentrum« des Gehirns

Der präfrontale Kortex, der für Impulskontrolle, Entscheidungsfindung und Planung zuständig ist, zeigt bei ADHS-Betroffenen oft eine geringere Aktivität (Hart et al., 2013; Ohnishi et al., 2023). Das scheint mit folgenden Schwierigkeiten assoziiert zu sein:

- Sich zu organisieren
- Aufgaben durchzuhalten
- Nicht impulsiv zu handeln

Die Basalganglien – das Belohnungssystem

Die Basalganglien, die für Motivation und Belohnungsverarbeitung zuständig sind, zeigen ebenfalls Auffälligkeiten bei ADHS (Volkow et al., 2009; Furukawa et al., 2014; Volkow et al., 2011). Die Dopaminverfügbarkeit ist hier oft reduziert – was möglicherweise eine Ursache dafür ist, warum Menschen mit ADHS:

- Schwierigkeiten haben, ihre Aufmerksamkeit langfristig aufrechtzuerhalten,
- sich schnell langweilen und nach neuer Stimulation suchen,
- deutlich mehr Mühe haben, Aufgaben zu erledigen, die sie nicht interessieren.

Die Kommunikation im Gehirn – gestörte Konnektivität

Unser Gehirn arbeitet nicht nur in einzelnen Regionen, sondern als komplex vernetztes System. Studien zeigen, dass bei ADHS die Kommunikation zwischen verschiedenen Gehirnbereichen gestört ist (McCarthy et al., 2013; Hearne et al., 2021). Das führt wahrscheinlich dazu, dass Informationen:

- weniger effizient verarbeitet werden,
- Ablenkungen schwerer zu unterdrücken sind,
- langfristiges Planen und Zielverfolgung erschwert wird.

EEG-Studien – Messung der elektrischen Aktivität des Gehirns

Elektrophysiologische Untersuchungen des Gehirns mittels eines EEGs (Elektroenzephalogramm) zeigen typische Auffälligkeiten bei Menschen mit ADHS (Strauß et al., 2018):

- **Instabile Hirnaktivität** – Die im EEG messbare Aktivität des Gehirns wechselt häufiger zwischen verschiedenen Aktivitätszuständen. Das führt dazu, dass dauerhafte Konzentration schwerfällt und Aufgaben häufiger unterbrochen werden.
- **Erhöhte Unruhe im Gehirn** – Es gibt Hinweise darauf, dass ADHS mit einer gestörten Erregungsregulation einhergeht – also der Fähigkeit, sich an die Anforderungen einer Situation anzupassen. Das kann

erklären, warum Betroffene entweder sehr aufgedreht oder extrem müde wirken.

- **Instabile Wachsamkeit (Vigilanz)** – Menschen mit ADHS verbringen weniger Zeit in stabilen Aufmerksamkeitsphasen. Dadurch fällt es schwer, über längere Zeit fokussiert zu bleiben.

Fazit

ADHS ist keine Modeerscheinung und auch kein Resultat falscher Erziehung. Vielmehr handelt es sich um eine neurobiologische Entwicklungsstörung, die tief in der Funktionsweise des Gehirns verankert ist. Die genauen Mechanismen sind noch nicht vollständig verstanden – doch Forschungsergebnisse helfen uns zunehmend, die Ursachen von ADHS besser zu erklären. Das Wissen über diese Hintergründe kann Betroffenen helfen, sich selbst besser zu verstehen. Es zeigt, dass ADHS kein persönliches Versagen ist – sondern mit typischen Symptomen einhergeht und mit massiven Schwierigkeiten und Herausforderungen verbunden ist.

Umweltfaktoren – wie äußere Einflüsse das Risiko für ADHS beeinflussen

Neben den genetischen Ursachen gibt es eine Reihe von Umweltfaktoren, die das Risiko für die Entwicklung von ADHS erhöhen können. Diese Faktoren sind jedoch nicht die alleinige Ursache – vielmehr wird angenommen, dass sie eine bestehende genetische Veranlagung verstärken oder den Verlauf der Störung negativ beeinflussen können.

Frühe Entwicklungsbedingungen: Schwangerschaft und Geburt

Studien zeigen, dass bestimmte pränatale und perinatale (um die Geburt herum) Einflüsse mit einem erhöhten ADHS-Risiko verbunden sind:

- **Frühgeburt und niedriges Geburtsgewicht** – Kinder, die sehr früh geboren wurden oder ein geringes Geburtsgewicht hatten, haben ein bis zu dreifach erhöhtes Risiko, später ADHS zu entwickeln (Franz et al., 2018). Eine mögliche Erklärung ist, dass sich das Gehirn in der späten Schwangerschaft noch weiterentwickelt – ein früher Geburtszeitpunkt könnte daher eine Rolle bei der Entstehung von ADHS spielen.
- **Nikotin- und Alkoholkonsum in der Schwangerschaft** – Kinder von Müttern, die während der Schwangerschaft geraucht oder Alkohol konsumiert haben, zeigen ebenfalls ein erhöhtes ADHS-Risiko. Eine Untersuchung ergab, dass Kinder von Raucherinnen eine um 50% höhere Wahrscheinlichkeit haben, an ADHS zu erkranken (Huang et al., 2018).

Umweltgifte und ihre Auswirkungen auf die Gehirnentwicklung

Ein weiterer möglicher Einfluss sind Schadstoffe und Umweltgifte, die die neurologische Entwicklung beeinflussen können:

- **Blei und Schwermetalle** – Blei ist eine neurotoxische Substanz, die die Gehirnentwicklung beeinträchtigen kann. Eine Studie zeigte, dass Kinder mit erhöhter Bleibelastung deutlich häufiger an ADHS erkrankten als Kinder mit einer geringeren Belastung (Froehlich et al., 2009).

Psychosoziale Faktoren: Stress und soziale Bedingungen

Neben biologischen und toxischen Faktoren spielen auch soziale und familiäre Umstände eine Rolle:

- Niedriger sozioökonomischer Status – Studien zeigen, dass Kinder aus Familien mit niedrigem Einkommen, geringer Schulbildung der Eltern oder instabilen sozialen Verhältnissen häufiger von ADHS betroffen sind (Keilow et al., 2020). Die genauen Ursachen sind nicht vollständig geklärt – denkbar ist, dass frühe Stressbelastungen, mangelnde Förderung oder instabile Lebensbedingungen die Entwicklung von ADHS-Symptomen begünstigen oder verstärken.

Was bedeutet das für Betroffene?

Die Forschung zeigt deutlich, dass ADHS nicht nur genetisch bedingt ist, sondern dass auch äußere Einflüsse eine Rolle spielen. Allerdings gilt: Nicht jeder Mensch, der diesen Risikofaktoren ausgesetzt war, entwickelt ADHS – und nicht jeder ADHS-Betroffene hatte belastende Umweltbedingungen.

Ein wichtiger Punkt ist, dass die Zusammenhänge zwischen Umweltfaktoren und ADHS nicht immer eindeutig sind. Beispielsweise könnte es sein, dass ein niedriger sozioökonomischer Status nicht die Ursache, sondern die Folge der ADHS ist – denn unbehandelte ADHS-Symptome können langfristig zu Schul- und Berufsproblemen führen.

Umso wichtiger ist es, die Früherkennung und Unterstützung für Betroffene weiter zu verbessern. Denn wenn man frühzeitig erkennt, welche Faktoren das Risiko für ADHS verstärken, kann man gezielter handeln – sei es durch medizinische, psychologische oder soziale Unterstützungsangebote.

Fazit

ADHS ist nicht durch eine einzige Ursache erklärbar. Vielmehr führt eine Kombination aus erblichen Anlagen, neurobiologischen Prozessen und Umweltfaktoren dazu, dass sich die Störung in unterschiedlicher Weise und Intensität äußert. Dieses Wissen hilft nicht nur, ADHS besser zu verstehen, sondern auch, gezieltere und individuellere Behandlungsansätze zu entwickeln.

Wie erkenne ich eine ADHS?

Die Symptome der ADHS verändern sich im Laufe des Lebens, bleiben jedoch meist bestehen. Eine Studie zeigt, dass 63,8 % der Betroffenen über lange Zeiträume hinweg Schwankungen in ihrer Symptomatik erleben. Nur 9,1 % erreichen eine langfristige, vollständige Remission (Sibley et al., 2022).

Während Kinder mit ADHS oft durch motorische Unruhe auffallen, treten bei Erwachsenen andere Symptome stärker in den Vordergrund – insbesondere Aufmerksamkeitsprobleme, Impulsivität und emotionale Dysregulation (Faraone et al., 2020). Doch was genau bedeutet das?

Typische ADHS-Symptome bei Erwachsenen

ADHS ist durch drei Kernsymptome gekennzeichnet:

1. Aufmerksamkeitsprobleme
2. Impulsivität
3. Hyperaktivität

Diese Symptome können sich auf unterschiedliche Weise im Alltag bemerkbar machen (American Psychiatric Association, 2013):

- **Aufmerksamkeitsprobleme** – Schwierigkeiten, Aufgaben zu organisieren, Prioritäten zu setzen oder sich über längere Zeit auf eine Tätigkeit zu konzentrieren. Betroffene verlegen oft Gegenstände, vergessen Termine oder geraten grundlos in Zeitnot.
- **Impulsivität** – Unüberlegte Entscheidungen, spontane Käufe oder das Unterbrechen anderer in Gesprächen. Dies kann zu Missverständnissen und Konflikten im sozialen und beruflichen Umfeld führen.
- **Hyperaktivität** – Weniger sichtbare Hyperaktivität als bei Kindern, stattdessen ein ständiges Gefühl von innerer Unruhe und Rastlosigkeit. Entspannung fällt schwer, und Tätigkeiten, die längere Ruhe erfordern, werden oft vermieden.

Neben diesen Kernsymptomen gibt es weitere, oft übersehene Begleitsymptome, die das Leben der Betroffenen erheblich beeinflussen.

Emotionale Dysregulation – wenn Gefühle Achterbahn fahren

Viele Erwachsene mit ADHS haben Schwierigkeiten, ihre Emotionen zu regulieren. Sie erleben starke Stimmungsschwankungen, haben eine geringe Frustrationstoleranz und reagieren oft überempfindlich auf negative Erlebnisse. Diese emotionale Instabilität wird häufig nicht mit ADHS in Verbindung gebracht, stellt aber für viele eine der größten Belastungen dar (Shaw et al., 2014; Marwaha et al., 2015).

Schlafprobleme – ein Teufelskreis aus Müdigkeit und Unruhe

Schlafstörungen sind bei ADHS weit verbreitet. Viele Betroffene haben Probleme beim Einschlafen, wachen nachts häufig auf oder fühlen sich morgens trotz ausreichender Schlafzeit erschöpft. Diese Schlafprobleme verstärken die Tagesmüdigkeit und verschärfen oft die ADHS-Symptome – ein Teufelskreis, der schwer zu durchbrechen ist.

Kompensationsmechanismen – die unsichtbare Anstrengung hinter ADHS

Viele Menschen mit ADHS entwickeln im Laufe ihres Lebens eigene Strategien, um ihre Symptome zu bewältigen. Sie versuchen beispielsweise, ihre Vergesslichkeit durch akribische Planungen auszugleichen oder ihre Impulsivität durch Perfektionismus zu kontrollieren (Canela et al., 2017). Nach außen kann das den Eindruck erwecken, dass sie »ihre ADHS im Griff haben« – doch diese Bewältigungsstrategien kosten enorm viel Energie.

Der unsichtbare Kraftaufwand im Alltag

Für viele Menschen ist es selbstverständlich, ihren Alltag zu organisieren. Für Menschen mit ADHS ist das oft eine bewusste und anstrengende Leistung. Während andere mühelos durch den Tag navigieren, müssen Betroffene jeden Schritt genau planen und aktiv steuern. Diese »unsichtbare Anstrengung« führt häufig zu Erschöpfung und Überforderung. Gleichzeitig werden die Herausforderungen von Außenstehenden oft nicht erkannt, was das Gefühl von Isolation und Unverständnis verstärken kann.

Warum das in der Diagnostik wichtig ist

Viele Betroffene merken erst spät, dass ihre Strategien nicht mehr ausreichen – zum Beispiel, wenn berufliche oder private Belastungen zunehmen. In der Diagnostik ist es daher entscheidend, gezielt nach Kompensationsmechanismen zu fragen, da sie die zugrunde liegenden ADHS-Symptome überdecken können. Nur wer diese unsichtbare Anstrengung erkennt, kann eine gezielte und wirkungsvolle Unterstützung ermöglichen.

Positive Eigenschaften bei ADHS: Kreativität, Flexibilität und Resilienz

ADHS ist nicht nur mit Herausforderungen verbunden – sie bringt auch besondere Stärken mit sich. Studien zeigen, dass viele Menschen mit ADHS besonders kreativ, flexibel und anpassungsfähig sind. Das Wissen darüber kann unter anderem im Alltag oder bei der Psychotherapie genutzt werden.

Kreativität – unkonventionelles Denken als Stärke

Viele Betroffene denken »outside the box« und entwickeln innovative Lösungen, die anderen möglicherweise entgehen. Ihre Fähigkeit, schnell zwischen Gedanken zu wechseln, kann insbesondere in kreativen Berufen wie Design, Kunst oder Werbung ein großer Vorteil sein (Schippers et al., 2022).

Beispiel: Ein Werbetexter mit ADHS überrascht sein Team mit außergewöhnlichen Ideen für Werbekampagnen – oft spontan und unter Zeitdruck.

Hyperfokus – volle Konzentration auf das Wesentliche

Menschen mit ADHS haben oft Probleme, sich auf Alltägliches zu konzentrieren – doch wenn sie sich für etwas begeistern, können sie regelrecht »in die Aufgabe eintauchen« (Schippers et al., 2024).

Beispiel: Eine Programmiererin mit ADHS arbeitet stundenlang hochkonzentriert an einem Software-Projekt und findet Lösungen, die anderen verborgen bleiben.

Flexibilität – Spontanität als Vorteil

Menschen mit ADHS passen sich oft blitzschnell an neue Situationen an und reagieren kreativ auf unerwartete Herausforderungen. Besonders in Berufen, die schnelles Umdenken erfordern, wird diese Fähigkeit geschätzt (Nordby et al., 2023).

Beispiel: Ein Lehrer mit ADHS merkt, dass seine Unterrichtsmethode nicht funktioniert – und ändert sie spontan, sodass seine Schüler plötzlich begeistert mitarbeiten.

Resilienz – die Fähigkeit, trotz Hindernissen weiterzumachen

Viele Menschen mit ADHS entwickeln eine bemerkenswerte Widerstandskraft. Trotz zahlreicher Herausforderungen haben sie gelernt, Rückschläge zu bewältigen und kreative Wege zu finden, um Probleme zu lösen.

Beispiel: Eine Notfallmedizinerin mit ADHS bleibt unter extremem Zeitdruck ruhig und trifft intuitive Entscheidungen, die Leben retten können.

Fazit

ADHS bedeutet nicht nur Schwierigkeiten mit Organisation oder Konzentration – sie bringt auch einzigartige Stärken mit sich. Kreatives Denken, Begeisterungsfähigkeit, Anpassungsfähigkeit und außergewöhnliche Resilienz machen viele Menschen mit ADHS zu innovativen und dynamischen Persönlichkeiten. Wichtig ist, sich selbst und seine Besonderheiten anzunehmen – denn ADHS kann genauso eine Quelle der Stärke wie der Belastung sein.

Diagnostik bei Erwachsenen mit ADHS

Die Diagnose einer psychischen Störung erfordert eine ausführliche Untersuchung durch Fachärztinnen und Fachärzte für Psychiatrie und Psychotherapie, Nervenheilkunde oder Psychologische Psychotherapeutinnen und Psychotherapeuten. ADHS ist eine klinische Diagnose, das bedeutet, sie wird nicht durch eine einzelne medizinische Untersuchung festgestellt, sondern basiert auf einer umfassenden Erhebung der Krankengeschichte und der aktuellen Symptome (Paucke et al., 2018; S3-Leitlinie ADHS, 2018). Eine ADHS-Diagnose sollte niemals allein anhand von Fragebogenverfahren gestellt werden.

Schritt 1: Die Anamnese – Krankengeschichte und Lebenslauf

Ein wichtiger Bestandteil der Diagnostik ist die Anamnese, also die systematische Erfassung der früheren und aktuellen Symptome. Dabei werden folgende Fragen geklärt:

- Welche Symptome bestehen aktuell?
- Seit wann treten die Symptome auf?
- Gibt es psychiatrische Vor- oder Begleiterkrankungen?
- Welche Behandlungen wurden bereits versucht?

Auch der Lebenslauf gibt wertvolle Hinweise. Typische wiederkehrende Muster wie häufige Jobwechsel, akademische Schwierigkeiten oder Probleme in sozialen Beziehungen können auf eine bisher unerkannte ADHS hinweisen.

Schritt 2: Die psychiatrische Exploration – Symptomprüfung und Abgrenzung zu anderen Erkrankungen

Die psychiatrische Exploration ist das strukturierte Gespräch mit einer Ärztin oder einem Arzt für Psychiatrie und Psychotherapie oder Nervenheilkunde oder einer psychologischen Psychotherapeutin und einem Psychotherapeuten, um:

- ADHS-Symptome genau zu erfassen,
- andere psychische Erkrankungen wie Depression oder Angststörungen abzugrenzen,
- die Funktionseinschränkungen im Alltag zu verstehen.

Da einzelne ADHS-Symptome auch bei anderen psychischen Erkrankungen auftreten können (z. B. Konzentrationsprobleme bei Depressionen), ist eine differenzierte Beurteilung notwendig.

Schritt 3: ADHS-Symptome in der Kindheit nachweisen

Da ADHS bereits im Kindesalter beginnt, ist es wichtig, nach Hinweisen auf Symptome in der Kindheit zu suchen. Folgende Quellen können helfen:

- **Grundschulzeugnisse** – Hier sind vor allem die Textformulierungen zur Leistung in der Schule wichtig – diese enthalten häufig wichtige Informationen, die auf eine ADHS hinweisen.
- **Elternberichte** – Falls möglich, können Eltern oder enge Bezugspersonen wertvolle Informationen liefern.
- **Fragen zu früherem Verhalten** – Erinnerungen an Schwierigkeiten in der Schule oder im sozialen Umfeld.

Ohne diese Informationen ist eine zuverlässige Diagnose im Erwachsenenalter oft schwierig.

Schritt 4: Standardisierte Hilfsmittel und Fragebögen

Zur Unterstützung der Diagnostik können verschiedene Hilfsmittel (Rösler et al., 2021) eingesetzt werden:

- **Symptomchecklisten** – Erfassung typischer ADHS-Merkmale als erster Hinweis für eine ADHS.
- **Standardisierte Interviews** – Strukturierte Fragen als Unterstützung bei der Erhebung der Krankengeschichte.
- **Selbstbeurteilungsfragebögen** – Helfen Betroffenen, ihre Symptome bewusster wahrzunehmen und anzugeben.
- **Fremdanamnesen (Partner, Eltern, enge Bezugspersonen)** – Ergänzen die Eigenwahrnehmung um eine Außenperspektive.

Diese Instrumente können die Diagnosestellung unterstützen, aber sie ersetzen keine klinische Einschätzung durch eine Ärztin/einen Arzt oder eine Psychotherapeutin/einen Psychotherapeuten.

Schritt 5: Dynamik der Symptome im Alltag erkennen

ADHS-Symptome treten nicht immer gleich stark auf – sie sind oft kontextabhängig:

- **In strukturierten Umfeldern** (z. B. bei klaren Vorgaben oder unter Druck) können Betroffene oft gut funktionieren.
- **In unstrukturierten Situationen** (z. B. selbstständige Organisation, flexible Arbeitszeiten) verstärken sich die Schwierigkeiten.

Diese Dynamik zu erkennen ist wichtig, um ADHS von anderen Störungen abzugrenzen und die richtige Behandlung einzuleiten.

Typische Muster in der Anamnese: ADHS im Erwachsenenalter erkennen

Viele Erwachsene mit ADHS berichten, dass sie sich schon seit ihrer Kindheit »anders« gefühlt haben – oft, ohne genau benennen zu können, warum. Häufig empfinden sie in bestimmten Lebensbereichen mehr Schwierigkeiten als andere – sei es in der Schule, im Beruf oder im Alltag. Gleichzeitig zeigen sie oft eine ausgeprägte Ungeduld, innere Unruhe oder impulsives Verhalten, das von ihrem Umfeld unterschiedlich wahrgenommen wird.

Während manche Betroffene von anderen als energiegeladen, kreativ oder humorvoll beschrieben werden, empfinden sie selbst sich oft als chaotisch, unzuverlässig oder sprunghaft. Diese Diskrepanz führt nicht selten zu Missverständnissen und erhöhtem Stress in sozialen Beziehungen.

Die Diagnostik von ADHS im Erwachsenenalter kann eine Herausforderung sein, da die Symptome oft nicht mehr so eindeutig wie in der Kindheit ausgeprägt sind. Viele Betroffene haben über Jahre hinweg Bewältigungsstrategien entwickelt oder ihre Schwierigkeiten unbewusst auf andere Ursachen geschoben. Doch bestimmte Muster in der Lebensgeschichte können wertvolle Hinweise liefern.

Selbstzweifel und verzerrte Selbstwahrnehmung – der lebenslange Konflikt

Menschen mit ADHS haben häufig Schwierigkeiten, ihre eigene Leistungsfähigkeit realistisch einzuschätzen. Sie neigen dazu, ihre Erfolge herunterzuspielen und sich stattdessen auf ihre Schwächen zu konzentrieren. Diese chronische Selbstkritik führt häufig zu:

- einem verringerten Selbstwertgefühl,
- überhöhten Ansprüchen an sich selbst,
- der Angst, als »nicht gut genug« wahrgenommen zu werden.

Viele Betroffene entwickeln Strategien, um ihre Defizite zu kompensieren, stoßen aber immer wieder an ihre Grenzen. Eine häufige Erfahrung ist der Widerspruch zwischen guten mündlichen Leistungen und Problemen in der schriftlichen Organisation – z. B. sehr gute Beiträge in Meetings, aber Schwierigkeiten, Protokolle oder Berichte rechtzeitig abzugeben.

Ein Betroffener berichtete, dass er in der Schule mündlich stets hervorragend war, aber regelmäßig an vergessenen Hausaufgaben oder unstrukturierter Arbeitsweise scheiterte. Über Jahre hinweg führte dies zu dem Gefühl, »zu chaotisch für ein normales Leben« zu sein.

Frustration durch erfolglose Behandlungsversuche

Viele Erwachsene mit ADHS durchlaufen eine lange Phase der Unsicherheit innerhalb des medizinischen Systems. Nicht selten werden sie über Jahre hinweg wegen anderer psychiatrischer Erkrankungen behandelt – oft ohne den erhofften Durchbruch.

Typische Erfahrungen

- Diagnose von Depression oder Angststörung, doch die Behandlung bringt nur begrenzte Erfolge

- Einnahme von Antidepressiva, die kurzfristig helfen, aber keine nachhaltige Verbesserung bewirken
- Wiederkehrendes Gefühl, dass »etwas fehlt« oder dass die Behandlungen nicht richtig greifen

Eine Patientin berichtete, dass sie über Jahre hinweg Antidepressiva einnahm, die zwar kurzfristig halfen, aber keine nachhaltige Veränderung brachten. Erst als eine ADHS-Diagnose gestellt wurde, konnte eine gezielte Behandlung beider Erkrankungen zu einer echten Verbesserung führen.

Wichtige Frage für die Diagnostik:
Haben frühere Behandlungen von Depression oder Angst nur begrenzt oder gar nicht geholfen? Falls ja, könnte eine bisher unentdeckte ADHS die Erklärung sein.

Stationäre Aufenthalte und Struktur als Schlüssel

Viele Erwachsene mit ADHS berichten, dass sie sich während eines stationären Klinikaufenthalts erstmals stabiler, organisierter und emotional ausgeglichener fühlten – selbst wenn der Aufenthalt ursprünglich nicht aufgrund von ADHS erfolgte (Lasky et al., 2016).

Warum helfen stationäre Strukturen so gut?

- Feste Tagesabläufe (klare Schlafens- und Essenszeiten)
- Strukturierte Abläufe und definierte Aufgaben
- Externe Kontrolle und Unterstützung durch Therapeutinnen und Therapeuten

Allerdings tritt oft ein typisches Problem auf: Nach der Entlassung verschlechtern sich die Symptome wieder schnell. Warum? Weil die stabilisierenden äußeren Strukturen wegfallen.

Ein Patient schilderte: »In der Klinik fühlte ich mich zum ersten Mal in meinem Leben geordnet und produktiv – aber kaum war ich wieder zu Hause, fiel ich in meine alten Muster zurück. Plötzlich war der Alltag wieder chaotisch und überfordernd. Alles fühlte sich wie vorher an. Das hat mich sehr frustriert.«

Typische Hinweise auf ADHS in der Anamnese

ADHS kann sich im Erwachsenenalter auf unterschiedliche Weise äußern. Bestimmte Muster können jedoch wertvolle Hinweise für die Diagnostik liefern.

Tab. 1.1: ADHS oder doch etwas anderes? – Typische Symptome und häufige Fehldeutungen

Symptom	Typische Erscheinung bei Erwachsenen mit ADHS	Verwechslungsgefahr mit ...
Hyperfokus & Konzentrationsprobleme	Stundenlange Beschäftigung mit einem Interessengebiet, aber Unfähigkeit, sich auf ungeliebte Routine-Aufgaben zu konzentrieren.	Perfektionismus, Prokrastination
Extreme Stimmungsschwankungen	Emotionale Hochs und Tiefs, die innerhalb weniger Stunden wechseln und häufig durch banale Ereignisse ausgelöst werden.	Bipolare Störung, Borderline-Persönlichkeitsstörung
Impulsivität im Alltag	Begeistertes Anfangen neuer Projekte, aber schnelles Verlieren des Interesses. Spontane Kaufentscheidungen.	Manie, Affektive Instabilität
Unregelmäßiges Energielevel	Wechsel zwischen Phasen extremer Motivation und Phasen totaler Erschöpfung.	Depression, Burnout
Frustration durch ständige Misserfolge	Gefühl, trotz Anstrengung nicht voranzukommen. Selbstzweifel und Selbstkritik.	Chronische Erschöpfung, Versagensängste

Fazit

Die Diagnose einer ADHS im Erwachsenenalter erfordert eine detaillierte Erhebung der Lebensgeschichte. Viele Betroffene haben lange Zeit nach Antworten gesucht, wurden jedoch fehldiagnostiziert oder nicht ernst genommen. Bestimmte Muster in der Anamnese – wie Hyperfokus, wechselnde Energielevel oder impulsive Entscheidungen – sind wichtige Hinweise, um eine ADHS von anderen psychischen Erkrankungen abzugrenzen.

Körperliche Diagnostik und Differenzialdiagnosen – was muss ausgeschlossen werden?

Bislang existieren keine eindeutigen Biomarker, mit denen ADHS in einer Routine-Diagnostik sicher nachgewiesen werden kann. Biomarker sind messbare biologische Merkmale (z. B. Laborwerte), die eine Erkrankung eindeutig identifizieren könnten. Obwohl viele Forschungsgruppen intensiv daran arbeiten, solche Marker für ADHS zu finden, basiert die Diagnostik weiterhin auf einer klinischen Beurteilung.

Da jedoch verschiedene körperliche Erkrankungen (Al-Ameri et al., 2024; Libutzki et al., 2024) ADHS-ähnliche Symptome verursachen oder verstärken können, ist eine gründliche körperliche Diagnostik ein wichtiger Bestandteil der Untersuchung.

Welche körperlichen Erkrankungen können ADHS-ähnliche Symptome verursachen?

Einige körperliche Erkrankungen können Symptome hervorrufen, die ADHS ähneln (Al-Ameri et al., 2024; Libutzki et al., 2024). Dazu gehören unter anderem:

Neurologische Erkrankungen

- Epilepsie – Besonders Absencen oder fokale Anfälle können mit Unaufmerksamkeit verwechselt werden.
- Verletzungen oder Erkrankungen des Gehirns – Schädel-Hirn-Traumata oder entzündliche Prozesse können Konzentrationsprobleme verursachen.

Endokrine Erkrankungen

- Schilddrüsenüberfunktion oder -unterfunktion – Diese können das Energielevel, die Konzentration und die Stimmung beeinträchtigen.

Schlafstörungen

- Schlafapnoe – Führt zu Tagesmüdigkeit, Konzentrationsproblemen und Gereiztheit.
- Restless-Legs-Syndrom – Ständiger Bewegungsdrang kann Hyperaktivität imitieren.

Nebenwirkungen von Medikamenten oder Substanzgebrauch

- Bestimmte Medikamente (z. B. Kortison, Schilddrüsenhormone, Antidepressiva) können innere Unruhe oder Aufmerksamkeitsprobleme hervorrufen.
- Substanzmissbrauch (z. B. Cannabis, Alkohol, Stimulanzien) kann ebenfalls ADHS-ähnliche Symptome erzeugen oder verstärken.

Welche Untersuchungen sind sinnvoll?

Die Basis der körperlichen Diagnostik bildet eine ausführliche Anamnese in Kombination mit einer körperlichen Untersuchung. Je nach Einschätzung der Ärztin oder des Arztes, können weitere Tests erforderlich sein, darunter:

Laboruntersuchungen

- Bluttests zur Schilddrüsenfunktion
- Vitamin- und Mineralstoffmangel (z. B. Eisen, Vitamin D, Vitamin B12)
- Leber- und Nierenwerte zur Beurteilung möglicher Stoffwechselstörungen

Neurophysiologische Untersuchungen

- EEG (Elektroenzephalografie) zur Abklärung epileptischer Anfälle
- Schlaflaboruntersuchungen, falls Verdacht auf eine schlafbezogene Störung besteht

Bildgebende Verfahren (bei Verdacht auf strukturelle Hirnveränderungen)

- MRT (Magnetresonanztomografie) des Gehirns

Konsultation anderer Fachrichtungen:

Je nach Befund kann eine Überweisung an Neurologinnen und Neurologen, Endokrinologinnen und Endokrinologen oder Schlafmedizinerinnen und Schlafmedizinern notwendig sein.

Kann ADHS mit anderen körperlichen Erkrankungen gleichzeitig auftreten?

Ja! Das Vorliegen einer körperlichen Erkrankung schließt eine ADHS nicht aus.

Beispiel

Eine Person mit Epilepsie kann gleichzeitig an ADHS leiden.
Eine Person mit Schlafapnoe kann trotzdem noch ADHS haben.

In solchen Fällen ist eine enge Zusammenarbeit zwischen verschiedenen Fachrichtungen essenziell, um die beste Behandlung zu gewährleisten.

Fazit

Die Diagnostik von ADHS im Erwachsenenalter erfordert eine umfassende Erhebung der Symptome in Kindheit und Gegenwart sowie eine differenzierte Betrachtung der Auswirkungen auf verschiedene Lebensbereiche. Besonders wichtig ist, Funktionseinschränkungen gezielt zu erfassen, da ADHS sich nicht nur durch Symptome, sondern vor allem durch deren negative Konsequenzen auf Alltag, Beruf und soziale Beziehungen manifestiert.

Behandlung der ADHS bei Erwachsenen

Die Therapie der ADHS im Erwachsenenalter folgt einem multimodalen Ansatz, der individuell auf die jeweiligen Bedürfnisse der Betroffenen abgestimmt wird. Dabei kommen verschiedene Elemente zum Einsatz (S3-Leitlinie ADHS, 2018):

- Medikamentöse Therapie
- Psychoedukation und Aufklärung
- Psychotherapie und Verhaltenstraining
- Praktische Selbsthilfestrategien

Das Hauptziel der Behandlung ist es, nicht nur die Kernsymptome der ADHS zu lindern, sondern die Lebensqualität zu verbessern und Wege zu finden, die Herausforderungen im Alltag besser zu bewältigen.

Wann sollte eine Therapie begonnen werden?

Nicht jeder Mensch mit ADHS benötigt zwingend eine medikamentöse oder psychotherapeutische Behandlung. Entscheidend ist, ob die Symptome zu spürbaren Einschränkungen in Beruf, Studium, sozialen Beziehungen oder der Selbstorganisation führen. Die Wahl der Therapie sollte sich daher nicht allein an der Schwere der Symptome, sondern vor allem an deren Auswirkungen auf den Alltag orientieren (S3-Leitlinie ADHS, 2018).

Medikamente

Die medikamentöse Behandlung gilt als eine der effektivsten Methoden, um ADHS-Symptome zu reduzieren (Cortese, 2020). Medikamente greifen vor allem in die Regulation der Neurotransmitter Dopamin und Noradrenalin ein, wodurch sich die Aufmerksamkeit, Impulskontrolle und Alltagsbewältigung verbessern können.

Welche Medikamente gibt es?

1. **Stimulanzien** (z. B. Methylphenidat, Amphetamine)
   - Erste Wahl für die medikamentöse Behandlung von ADHS bei Erwachsenen
   - Erhöhen die Dopamin- und Noradrenalin-Verfügbarkeit
   - Verbessern Aufmerksamkeit, Impulskontrolle und Motivation
   - Werden in retardierter (verzögerter) Form verordnet
2. **Nicht-Stimulanzien** (z. B. Atomoxetin)
   - Alternative für Menschen, die Stimulanzien nicht vertragen oder bei denen sie nicht ausreichend wirken
   - Wirken ebenfalls über die Regulation von Neurotransmittern, vor allem von Noradrenalin
   - Benötigen eine längere Zeit bis zum Wirkungseintritt

Wichtige Hinweise zur Medikamenteneinnahme

Die Medikation wird schrittweise eingestellt, beginnend mit einer niedrigen Dosis, um Nebenwirkungen zu minimieren.

Falls ein Medikament nicht ausreichend wirksam ist oder nicht vertragen wird, kann auf eine Alternative umgestellt werden.

Regelmäßige ärztliche Kontrollen sind notwendig, um mögliche Nebenwirkungen wie Herz-Kreislauf-Probleme oder Appetitveränderungen frühzeitig zu erkennen (S3-Leitlinie ADHS, 2018).

Psychoedukation: Wissen als Schlüssel zur Selbststeuerung

Psychoedukation bedeutet, sich gezielt Wissen über die eigene Erkrankung anzueignen. Sie ist ein essenzieller Bestandteil jeder ADHS-Therapie und hilft Betroffenen, ihre Symptome besser zu verstehen und mit ihnen umzugehen.

Ziele der Psychoedukation

- Verständnis für ADHS entwickeln – Wie wirkt sich die Störung auf den Alltag aus?
- Eigene Stärken erkennen – Kreativität, Problemlösefähigkeit, Flexibilität nutzen
- Individuelle Strategien erarbeiten – Umgang mit Ablenkung, Zeitmanagement verbessern
- Bewusstsein für typische Stolperfallen schaffen – Prokrastination, emotionale Dysregulation

Wie kann Psychoedukation vermittelt werden?

- Einzelgespräche mit der behandelnden Fachperson
- Gruppensitzungen mit Fachperson und anderen Betroffenen – Erfahrungsaustausch und gegenseitige Unterstützung
- Online-Programme und digitale Angebote

Viele Erwachsene mit ADHS berichten, dass allein das Wissen über ihre Diagnose und die damit verbundenen Herausforderungen bereits einen positiven Einfluss auf ihre Probleme und Selbstbild hat (Seery et al., 2022).

Psychotherapie: Besonders wichtig bei zusätzlichen Belastungen

Obwohl Medikamente viele Symptome lindern können, reicht eine alleinige medikamentöse Behandlung oft nicht aus – insbesondere, wenn zusätzliche psychiatrische Erkrankungen wie Depressionen oder Angststörungen bestehen. Hier kann eine Psychotherapie entscheidende Unterstützung bieten.

Welche Therapieansätze helfen bei ADHS?

- Kognitive Verhaltenstherapie (KVT)
  - Vermittelt Strategien zur Alltagsstrukturierung, Impulskontrolle und Emotionsregulation
  - Hilft, negative Denkmuster zu erkennen und zu verändern (Liu et al., 2023)
- Achtsamkeitsbasierte Methoden (z. B. Mindfulness-Based Stress Reduction, MBSR)
  - Fördern eine bewusstere Selbstwahrnehmung und helfen, Ablenkungen besser zu kontrollieren
  - Können impulsives Verhalten reduzieren und Stress besser bewältigen (Nimmo-Smith et al., 2020)
- Spezifische ADHS-Coachings
  - Bieten praktische Unterstützung für Zeitmanagement, Organisation und Strukturierung

Wann ist Psychotherapie besonders sinnvoll?

- Bei starkem Leidensdruck durch ADHS-Symptome
- Wenn zusätzliche Depressionen oder Ängste bestehen

- Falls der Umgang mit sozialen Herausforderungen oder Selbstwertproblemen schwerfällt

Stimulationsverfahren: Neue Wege in der Forschung

Stimulationsverfahren sind nicht invasive (in den Körper nicht eingreifende) Behandlungsmethoden, die sich derzeit noch in der Erprobungsphase befinden. Eine vielversprechende Methode ist die transkranielle Gleichstromstimulation (tDCS), bei der über Elektroden auf der Kopfhaut schwache elektrische Ströme durch bestimmte Hirnregionen geleitet werden.

- Erste Studien zeigen, dass diese Methode die Aufmerksamkeit und Impulskontrolle verbessern kann (Cachoeira et al., 2017).
- Besonders für Menschen, die auf Medikamente nicht ausreichend ansprechen, könnte tDCS eine mögliche Alternative sein (Faraone et al., 2006; Clemow et al., 2014).
- Aktuell läuft eine eigene große klinische Studie, die den Nutzen dieser Methode systematisch bei ADHS untersucht (Mauche et al., 2024).

Bisher ist tDCS keine Standardtherapie, aber ein vielversprechender Forschungsansatz.

Hilft Musik bei ADHS?

Musik begleitet uns im Alltag – sie kann entspannen, motivieren oder unsere Stimmung beeinflussen. Doch kann sie auch gezielt zur Unterstützung bei ADHS eingesetzt werden? Neue Forschungsergebnisse zeigen, dass Musik tatsächlich eine regulierende Wirkung auf Menschen mit ADHS haben kann (Saville et al., 2025). Dabei geht es nicht nur um Musiktherapie im klassischen Sinne, sondern auch um den bewussten Einsatz von Musik im Alltag.

Warum Musik bei ADHS helfen kann

Menschen mit ADHS haben oft Schwierigkeiten, ihre Aufmerksamkeit zu steuern und den Aktivierungs-Grad ihres Gehirns (Arousal) optimal zu regulieren. Manche fühlen sich schnell überfordert und reagieren empfindlich auf Reize, während andere Schwierigkeiten haben, in Schwung zu kommen. Hier setzt das sogenannte *Arousal-Modell* an: Musik kann helfen, die Aktivierung im Gehirn zu regulieren und so die Aufmerksamkeit zu stabilisieren (Sikström & Söderlund, 2007).

Musik beeinflusst unter anderem auch die Dopaminfreisetzung im Gehirn – ein Botenstoff, der für Motivation und Belohnung entscheidend ist. Studien geben Hinweise, dass Musik hilft, die Dysregulation des Dopaminsystems positiv zu beeinflussen (Blood & Zatorre, 2001). Besonders rhythmische oder gut strukturierte Musik scheint dabei förderlich zu sein.

Musikhören als Strategie im Alltag

Viele Menschen mit ADHS nutzen Musik bereits intuitiv, um sich besser zu konzentrieren oder ihre Stimmung zu verbessern. Studien zeigen, dass Hintergrundmusik bei bestimmten Aufgaben hilfreich sein kann. So kann beispielsweise ruhige Musik ohne Gesang die Konzentration beim Lesen fördern, während hektische oder stark variierende Musik eher ablenkend wirkt (Madjar et al., 2020). Besonders spannend: Manche Menschen mit ADHS arbeiten besser mit Musik, während andere absolute Ruhe bevorzugen. Entscheidend ist hier die individuelle Wahrnehmung. Ein Selbstexperiment kann helfen herauszufinden, welche Musik in welcher Situation am besten funktioniert.

Neben dem alltäglichen Musikhören können auch Musiktherapieansätze bei Menschen mit ADHS eingesetzt werden. Dabei werden Musikstücke bewusst eingesetzt, um die Emotionsregulation, soziale Kompetenzen und Selbstkontrolle zu verbessern. Studien zeigen, dass sowohl aktives Musizieren als auch passives Musikhören therapeutische Effekte haben können. Besonders bei Kindern und Jugendlichen kann Musiktherapie helfen, die Impulsivität zu verringern und die Konzentration zu steigern. (Park et al., 2023).

Fazit

Musik ist kein Wundermittel gegen ADHS, kann aber eine wertvolle Unterstützung sein. Sie kann helfen, die Konzentration zu verbessern, Stress zu reduzieren und das emotionale Gleichgewicht zu stabilisieren. Entscheidend ist, die passende Musik gezielt und individuell einzusetzen. Während für manche Menschen mit ADHS absolute Stille die beste Lösung ist, können andere durch Musik eine bessere Selbstregulation erreichen. Wer neugierig ist, kann durch Ausprobieren herausfinden, was am besten funktioniert – sei es als Hintergrundmusik beim Arbeiten oder als gezielte musiktherapeutische Intervention.

Selbsthilfe: Kleine Veränderungen mit großer Wirkung

Neben professionellen Behandlungen spielen praktische Alltagsstrategien eine zentrale Rolle im Umgang mit ADHS.

Hilfreiche Strategien für den Alltag

- ✓ **Struktur schaffen** – Feste Routinen für Schlaf, Mahlzeiten und Arbeitszeiten etablieren
- ✓ **Erinnerungshilfen nutzen** – Digitale Kalender, To-Do-Listen oder Timer einsetzen
- ✓ **Aufgaben in kleine Schritte unterteilen** – Große Projekte in handhabbare Abschnitte zerlegen
- ✓ **Reizreduktion** – Ablenkungen minimieren (z. B. durch geräuschdämpfende Kopfhörer)
- ✓ **Soziale Unterstützung nutzen** – Austausch in Selbsthilfegruppen oder mit anderen Betroffenen

Warum ist Selbsthilfe so wichtig?

Weil ADHS nicht »geheilt« werden kann, sondern ein lebenslanger Begleiter bleibt. Je besser Betroffene lernen, mit ihren Stärken und Schwächen umzugehen, desto weniger beeinträchtigen die Symptome den Alltag.

Fazit

Medikamente können helfen, sind aber nicht für jeden notwendig oder ausreichend.
Psychoedukation und Psychotherapie sind wichtige Bausteine, um ADHS besser zu verstehen und individuell passende Strategien zu entwickeln. Neue Behandlungsansätze wie tDCS könnten in Zukunft eine Alternative für Betroffene sein, die mit klassischen Methoden nicht zurechtkommen. Selbsthilfestrategien sind essenziell, um den Alltag besser zu organisieren und mehr Kontrolle über das eigene Leben zu gewinnen. Die richtige Therapie ist immer individuell – ein Zusammenspiel verschiedener Maßnahmen hilft den meisten Betroffenen, ihren Alltag besser zu bewältigen und ihr Potenzial zu entfalten.

2 Haben Frauen eine andere Form von ADHS?

Einführung – warum ADHS bei Frauen öfter übersehen wird

ADHS wird in der Kindheit deutlich häufiger bei Jungen diagnostiziert als bei Mädchen. Im Erwachsenenalter gleicht sich dieser Unterschied jedoch an – die Anzahl der betroffenen Männer und Frauen nähert sich an. Doch warum ist das so? Es gibt verschiedene Erklärungsansätze (Williamson & Johnston, 2015).

Eine Möglichkeit ist, dass sich die Symptomatik mit dem Alter verändert. Studien zeigen, dass impulsive und hyperaktive Symptome im Laufe des Lebens bei vielen Männern abnehmen, während die ADHS-Symptome bei Frauen oft stabiler bleiben. Das könnte erklären, warum die Häufigkeit von ADHS bei Männern im Erwachsenenalter sinkt, während sie bei Frauen relativ konstant bleibt.

Ein weiterer wichtiger Faktor könnte die Art der Symptome sein. Jungen zeigen in der Kindheit häufiger ausgeprägte Hyperaktivität und Impulsivität – Verhaltensweisen, die in der Schule schnell auffallen und zur Diagnostik führen. Mädchen hingegen äußern ihre ADHS-Symptomatik oft subtiler: Sie sind weniger hyperaktiv, dafür aber verträumt oder ziehen sich zurück. Da diese Symptome seltener mit ADHS in Verbindung gebracht werden, erhalten Mädchen oft keine Diagnose – oder wenn überhaupt, erst sehr viel später im Leben.

Auch die diagnostischen Kriterien selbst könnten eine Rolle spielen. Sie wurden ursprünglich für Kinder formuliert und orientieren sich stark an den klassischen, sichtbaren Symptomen von ADHS. Für Erwachsene –

insbesondere Frauen – sind diese Kriterien oft nicht ausreichend differenziert. Viele Betroffene entwickeln zudem im Laufe der Zeit Bewältigungsstrategien, um ihre Schwierigkeiten zu kompensieren. Doch diese Strategien sind oft kräftezehrend und führen langfristig zu Überlastung und psychischen Begleiterkrankungen. Dadurch wird ADHS im Erwachsenenalter nicht selten hinter Depressionen oder Angststörungen »versteckt« – was die Diagnosestellung zusätzlich erschwert.

Eine weitere Hypothese geht davon aus, dass Frauen genetisch eine höhere Belastung durch Umweltfaktoren oder eine stärkere familiäre Vorbelastung benötigen, um eine ADHS-Symptomatik zu entwickeln (Taylor et al., 2016). Das könnte bedeuten, dass bei Frauen höhere Schwellenwerte überschritten werden müssen, bevor sich eine ADHS-Symptomatik manifestiert – was ebenfalls Einfluss auf die Diagnoseraten haben könnte.

Diese Faktoren zusammengenommen führen dazu, dass ADHS bei Frauen nicht nur seltener diagnostiziert, sondern auch anders wahrgenommen und behandelt wird (Kok et al., 2020; Young et al., 2020; Attoe & Climie, 2023). In diesem Kapitel gehen wir der Frage nach, welche geschlechtsspezifischen Unterschiede es bei ADHS gibt, und beleuchten, wie sich diese auf die Diagnostik, die Behandlung und den Alltag von Frauen mit ADHS auswirken.

Was erwartet Sie in diesem Kapitel?

In diesem Kapitel geht es um die Frage, warum ADHS bei Frauen häufig übersehen wird – und wie sich die Symptome bei ihnen anders äußern als bei Männern:

- Worin unterscheidet sich die ADHS-Symptomatik bei Frauen von der bei Männern?
- Warum werden Fehldiagnosen bei Frauen mit ADHS so häufig gestellt?
- Welche Besonderheiten sollten bei der Diagnostik beachtet werden?
- Welchen Einfluss haben hormonelle Veränderungen auf die ADHS-Symptomatik?

Wie äußert sich ADHS bei Frauen?

ADHS bei Frauen: Anders, aber nicht weniger herausfordernd

ADHS zeigt sich bei Frauen oft anders als bei Männern – und genau das ist ein Grund, warum die Diagnose bei ihnen häufig übersehen wird. Während Jungen in der Kindheit durch Hyperaktivität und Impulsivität auffallen, sind Mädchen oft eher verträumt, ziehen sich zurück, oder kämpfen mit starken Stimmungsschwankungen. Diese subtilere Ausprägung der Symptome kann dazu führen, dass ADHS bei Frauen erst sehr spät erkannt wird – oft erst dann, wenn die Belastung zu groß wird und sich eine zusätzliche psychiatrische Erkrankung wie eine Depression entwickelt (Young et al., 2020).

Unsichtbare Symptome – warum ADHS bei Frauen oft übersehen wird

Viele Frauen mit ADHS berichten, dass sie sich von klein auf »anders« gefühlt haben, aber lange nicht verstehen konnten, warum. Sie sind oft leicht ablenkbar, haben Schwierigkeiten, sich zu organisieren, und fühlen sich schnell überfordert. Doch anstatt als »wild« oder »auffällig« zu gelten, wie es bei Jungen mit ADHS häufiger der Fall ist, wird ihr Verhalten oft als Unkonzentriertheit oder Tagträumerei abgetan.

Einige Frauen kompensieren ihre Schwierigkeiten durch Perfektionismus oder übermäßigen Fleiß – mit der Folge, dass ihre ADHS-Symptome lange verborgen bleiben. Erst in Phasen großer Veränderungen, wie beim Übergang ins Berufsleben, nach der Geburt eines Kindes oder nach der Berentung, wird vielen bewusst, dass etwas nicht stimmt.

Typische Merkmale von ADHS bei Frauen:

- ✓ **Mehr innere Unruhe als körperliche Hyperaktivität** – Statt nach außen hin »zappelig« zu sein, erleben viele Frauen eine anhaltende gedankliche Rastlosigkeit.
- ✓ **Starke emotionale Schwankungen** – Frauen mit ADHS haben oft eine ausgeprägte emotionale Sensibilität, was zu vermehrten sozialen Problemen oder instabilen Beziehungen führen kann.
- ✓ **Häufigere depressive Symptome** – Viele Frauen mit ADHS entwickeln im Laufe ihres Lebens zusätzlich eine Depression oder Angststörung.
- ✓ **Schwierigkeiten mit Selbstorganisation und Zeitmanagement** – Frauen mit ADHS beschreiben oft Probleme mit Deadlines, der Strukturierung des Alltags oder dem Abschließen von Aufgaben.
- ✓ **Erhöhte Erschöpfung und Stressanfälligkeit** – Manche Frauen erleben anhaltende Müdigkeit, insbesondere wenn sie versuchen, ihre ADHS-Symptome dauerhaft zu kompensieren.

Ein entscheidender Punkt ist, dass Frauen mit ADHS häufiger falsch eingeschätzt werden – sowohl von sich selbst als auch von ihrem Umfeld. Sie haben oft gelernt, sich anzupassen und ihre Schwierigkeiten zu verbergen, wodurch sie seltener frühzeitig Hilfe suchen.

Höheres Risiko für Fehldiagnosen

Da sich ADHS bei Frauen häufig weniger sichtbar äußert, besteht ein erhöhtes Risiko, dass die Diagnose übersehen oder fehldiagnostiziert wird. Stattdessen werden oft andere psychiatrische Erkrankungen wie Depressionen oder Angststörungen diagnostiziert – die tatsächliche Ursache, nämlich eine zugrunde liegende ADHS, bleibt dabei häufig unerkannt.

Eine Studie aus unserer Arbeitsgruppe hat gezeigt, dass Frauen mit ADHS in objektiven Leistungstests stärkere Einschränkungen ihrer kognitiven Funktionen zeigen als männliche Betroffene – beispielsweise im

Arbeitsgedächtnis. Interessanterweise bewerten die betroffenen Frauen ihre Symptome selbst jedoch nicht ausgeprägter als Männer.

Das bedeutet: Frauen nehmen ihre eigenen Einschränkungen nicht unbedingt stärker wahr, obwohl sie in den Tests deutlicher messbar sind (Stibbe et al., 2020). Dieses Missverhältnis zwischen objektiver Beeinträchtigung und subjektivem Erleben kann dazu führen, dass Symptome lange nicht ernst genommen werden – weder von den Betroffenen selbst noch von den Fachpersonen wie Ärztinnen/Ärzten oder Psychotherapeutinnen/Psychotherapeuten.

Wichtig

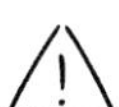

ADHS und Depression können sich gegenseitig verstärken. Wenn eine Frau mit einer diagnostizierten Depression trotz Therapie weiterhin unter Antriebslosigkeit, Konzentrationsproblemen und innerer Unruhe leidet, sollte auch eine mögliche ADHS in Betracht gezogen werden.

H., 66 Jahre

»Ich hatte schon als Kind das Gefühl, irgendwie anders zu sein. Ich war wilder als die anderen Mädchen, spielte lieber mit Jungs – was meiner Mutter gar nicht gefiel. In der Schule musste ich mir nicht viel Mühe geben. Hausaufgaben erledigte ich meistens kurz vor dem Unterricht, und trotzdem kam ich gut durch. Zu Hause aber musste alles ordentlich sein. Meine Mutter war sehr streng, und ich lernte früh, dass Chaos nicht geduldet wurde. Erst mit Mitte 20, als ich mein erstes Kind bekam, wurde mir bewusst, dass ich mit dem Alltag nicht so zurechtkam wie andere. Plötzlich war da nur noch Chaos. Ich vergaß Dinge, fühlte mich überfordert, wusste nicht, wo mir der Kopf stand. Obwohl es ein Wunschkind war, konnte ich das Muttersein nicht genießen – und fiel in meine erste Depression. Ich kam in eine Klinik und fühlte mich nach der Behandlung zunächst besser. Doch kaum war ich wieder zu Hause, war da wieder dieses nagende Gefühl: ›Irgendetwas stimmt nicht mit mir.‹ Ich versuchte, mich zu organisieren, aber es gelang mir nicht. Termine vergaß ich ständig, mein Haushalt war ein einziges

Durcheinander. Gleichzeitig hatte ich das Gefühl, dass ich viel mehr Kraft aufwenden musste als andere – einfach nur, um den Alltag zu bewältigen. Und trotzdem schien es nie genug zu sein. Ich wurde immer wieder depressiv, kämpfte mich durch mit Psychotherapie und Medikamenten. Doch eine Frage blieb: Warum war mein Leben so anstrengend? Warum konnte ich mich für so viele Dinge begeistern, war kreativ und voller Ideen – aber scheiterte an den einfachsten Strukturen? Als meine Ehe zerbrach, wurde alles noch schlimmer. Nach der Scheidung fühlte ich mich endgültig überfordert und fiel in eine erneute schwere Depression. Wieder Klinik, wieder Therapie, wieder Medikamente. Aber keine echte Antwort. Dann, mit Mitte 60, als ich wegen einer weiteren depressiven Episode erneut stationär behandelt wurde, sprach eine Therapeutin das erste Mal ADHS an. Ich wusste kaum etwas über die Störung und war zunächst skeptisch. Doch dann las ich meine alten Zeugnisse – und plötzlich ergab alles Sinn. Ich war erleichtert – endlich hatte ich eine Erklärung für all die Jahre der Anstrengung und Selbstzweifel. Gleichzeitig war ich wütend. Warum hatte es so lange gedauert? Warum hatte niemand früher daran gedacht? Doch anstatt in dieser Wut zu verharren, konzentrierte ich mich auf das, was ich nun wusste. Ich begann, mein Leben anders zu strukturieren, mich nicht mehr mit anderen zu vergleichen, sondern nach meinen eigenen Regeln zu leben. Ich lernte, auf meine Energie zu achten, meine Aktivitäten bewusst zu steuern und Warnsignale frühzeitig zu erkennen. Seitdem hat sich mein Leben verändert. Ich bin nicht plötzlich perfekt organisiert – aber ich verstehe mich endlich selbst. Und das ist das Wichtigste.«

Diagnostik bei Frauen mit ADHS – Worauf sollte geachtet werden?

Die Diagnostik von ADHS im Erwachsenenalter ist ohnehin komplex – bei Frauen kommen jedoch zusätzliche Herausforderungen hinzu. Denn viele Frauen zeigen ein weniger auffälliges, oft nach innen gerichtetes Symptombild. Sie gelten in der Kindheit als »unauffällig«, fallen nicht durch störendes Verhalten auf und entwickeln oft früh Strategien, um ihre Schwierigkeiten zu kompensieren. Häufig rückt die ADHS erst dann in den Fokus, wenn die Bewältigungsmechanismen in belastenden Lebensphasen – etwa im Studium, nach der Geburt eines Kindes oder bei beruflichen Veränderungen – nicht mehr ausreichen (Young et al., 2020).

Zudem äußern sich die Symptome bei Frauen teilweise anders als bei Männern, was eine korrekte Diagnose zusätzlich erschwert (Young et al., 2024). Emotionale Überforderung, Erschöpfung, Perfektionismus oder ein ausgeprägter Wunsch nach Kontrolle können Hinweise auf eine ADHS sein – werden aber nicht selten mit Depressionen, Angststörungen oder psychosomatischen Beschwerden verwechselt.

Damit die Diagnose nicht verpasst wird, ist es wichtig, bei Frauen besonders genau hinzusehen: Wie sah die Schulzeit aus? Gab es früh Hinweise auf Konzentrationsprobleme, emotionale Instabilität oder ein hohes Maß an innerem Druck? Wurden bereits andere Diagnosen gestellt, ohne dass eine spürbare Besserung eintrat? Im Folgenden sind Punkte, auf die besonders geachtet werden sollte.

Vorsicht bei der Interpretation von Fragebögen

Viele diagnostische Verfahren orientieren sich an den »klassischen« ADHS-Symptomen, die vor allem bei Männern stärker ausgeprägt sind – wie Hyperaktivität und Impulsivität. Frauen hingegen haben häufig eher subtilere Symptome, die sich mehr in Aufmerksamkeitsproblemen, emotionaler Dysregulation und erhöhter Erschöpfbarkeit zeigen. Daher können sie in Selbstbeurteilungsfragebögen unterhalb der diagnostischen

Schwelle liegen, obwohl sie deutliche Beeinträchtigungen im Alltag haben.

Wichtig

Die Ergebnisse aus Fragebögen sollten immer in den Gesamtkontext eingeordnet werden und dürfen nicht allein zur Diagnosestellung herangezogen werden.

Fremdanamnese einholen

Frauen entwickeln oft früh Strategien, um ihre Symptome zu kompensieren. Sie erscheinen dadurch nach außen hin gut organisiert, während sie innerlich unter ständiger Überforderung leiden. Angehörige, Partnerinnen und Partner oder enge Freundinnen und Freunde können wertvolle Hinweise darauf geben, ob typische ADHS-Muster bereits in der Kindheit bestanden oder wie sich die Symptome im Alltag äußern.

- ✓ **Nach Kindheitssymptomen fragen** – Gab es bereits in der Schulzeit Konzentrationsprobleme oder Vergesslichkeit?
- ✓ **Veränderungen in verschiedenen Lebensphasen erfassen** – Gab es deutliche Verschlechterungen der Symptome in Umbruchphasen (Auszug aus dem Elternhaus, Arbeitsplatzwechsel, Geburt eines Kindes)?
- ✓ **Hinweise aus dem Umfeld nutzen** – Wie nehmen Angehörige oder Freundinnen und Freunde die Betroffene wahr?

Geschlechtsspezifische Funktionseinschränkungen erfragen

Frauen mit ADHS zeigen häufig andere Alltagsprobleme als Männer. Während Männer beispielsweise öfter durch Impulsivität auffallen, berichten Frauen vermehrt über:

- Überforderung durch Alltagsorganisation und Zeitmanagement,
- emotionale Erschöpfung durch hohe soziale Anpassungsleistung,
- starke Selbstzweifel und Perfektionismus, die zu Aufschiebeverhalten führen,
- zyklusabhängige Zunahme der Probleme.

Daher sollten diagnostische Gespräche gezielt auf geschlechtsspezifische Einschränkungen eingehen, die nicht in jedem Fragebogen erfasst werden können.

Fazit

Bei Frauen reicht es oft nicht aus, allein auf klassische ADHS-Fragebögen zu setzen. Die subtileren Symptome, zyklusbedingten Schwankungen und kompensierenden Strategien müssen in die Diagnosestellung mit einbezogen werden. Eine gründliche Anamnese, ergänzt durch Fremdberichte, kann helfen, eine übersehene ADHS zu erkennen – und damit den Weg zu einer gezielten Behandlung zu ebnen.

Hormone und ihr Einfluss auf ADHS-Symptome bei Frauen

Viele Frauen mit ADHS berichten, dass sich ihre Symptome im Laufe des Zyklus verändern. Besonders in der Zeit vor der Menstruation fühlen sich viele unkonzentrierter, gereizter und emotional instabiler. Studien zeigen, dass Frauen mit ADHS häufiger unter einem prämenstruellen Syndrom (PMS) leiden als Frauen ohne ADHS (Dorani et al., 2021).

Auch die Wirkung von Medikamenten kann sich zyklusabhängig verändern. Manche Frauen bemerken, dass ihre Psychostimulanzien zu bestimmten Zeiten schlechter wirken (Findeis et al., 2025). Wer solche

Schwankungen bei sich beobachtet, kann ein Symptomtagebuch führen, um Muster zu erkennen und die Behandlung gegebenenfalls anzupassen.

Auch in den Wechseljahren kann es zu einer Verschlechterung der ADHS-Symptome kommen. Erste Studien weisen darauf hin, dass Frauen mit ADHS in dieser Phase anfälliger für Stimmungsschwankungen sind und ihre Symptome an Intensität gewinnen können (Dorani et al., 2021).

Tipp

Wer feststellt, dass sich ADHS-Symptome zyklusabhängig verändern, sollte dies bei der Behandlung berücksichtigen. Es kann sinnvoll sein, die Therapie in Abstimmung mit der behandelnden Fachkraft anzupassen, um sich besser auf diese Schwankungen einzustellen.

Fazit

Auch wenn es noch zu wenig wissenschaftliche Studien zu diesem Thema gibt, zeigen erste Erkenntnisse, dass hormonelle Veränderungen ADHS-Symptome beeinflussen können. Frauen mit ADHS sollten daher ihren Zyklus und mögliche Schwankungen der Symptomatik genau beobachten, um Anpassungen in der Behandlung gezielt besprechen zu können. Besonders wichtig ist es, Ärztinnen und Ärzte über diese Veränderungen zu informieren, damit eine optimale Therapieanpassung möglich ist.

3 Was ist eine Depression?

Einführung – Statistiken und Symptome

Depressionen gehören zu den häufigsten psychischen Störungen weltweit. Jeder fünfte Mensch erkrankt im Laufe seines Lebens mindestens einmal an einer Depression (Bijl et al., 1998; Ebmeier et al., 2006). In Deutschland sind jährlich etwa 5,3 Millionen Menschen betroffen (Jacobi et al., 2014; Jacobi et al., 2016). Besonders auffällig ist, dass Frauen etwa doppelt so häufig wie Männer erkranken (Hyde et al., 2020).

Depressionen können in jedem Lebensalter auftreten. Besonders bei älteren Menschen sind sie die häufigste psychische Störung. Menschen mit Depressionen haben zudem ein erhöhtes Risiko für gesundheitliche Komplikationen und eine verkürzte Lebenserwartung. Dies liegt unter anderem daran, dass die Suizidrate bei Betroffenen bis zu 20-mal höher ist als in der Allgemeinbevölkerung (Chesney et al., 2014).

Eine Depression ist weit mehr als eine Phase schlechter Laune oder vorübergehender Traurigkeit. Sie ist eine ernsthafte Erkrankung, die tiefgreifende Auswirkungen auf das gesamte Leben haben kann. Betroffene fühlen sich oft dauerhaft niedergeschlagen, antriebslos und verlieren das Interesse an Dingen, die ihnen früher Freude bereitet haben. Diese Symptome beeinträchtigen nicht nur das Privatleben, sondern auch das Berufsleben massiv.

Depression: Eine Krankheit mit vielen Gesichtern

Nicht alle Depressionen verlaufen gleich. Während manche Menschen nur eine einzige Episode erleben, kommt es bei etwa der Hälfte aller Erkrankten zu wiederholten depressiven Episoden (Boström et al., 2025). In manchen Fällen kann die Depression sogar chronisch werden, das heißt, sie hält über mindestens zwei Jahre an.

Warum sich die Krankheit bei manchen Menschen wiederholt oder chronifiziert, ist bislang nicht vollständig geklärt. Leider lässt sich auch nicht sicher vorhersagen, ob eine Person nach einer ersten depressiven Episode dauerhaft beschwerdefrei bleibt oder erneut erkrankt. Es gibt also keinen »typischen« Verlauf, sondern viele individuelle Unterschiede.

Warum Depressionen oft nicht erkannt werden

Obwohl Depression eine der häufigsten psychischen Störungen ist, bleibt ein großer Teil der Betroffenen unbehandelt. Das liegt unter anderem daran, dass depressive Symptome oft missverstanden oder unterschätzt werden. Besonders im Berufsleben gibt es noch immer Vorurteile – viele fürchten, als »schwach« oder »unzuverlässig« wahrgenommen zu werden, wenn sie über ihre Erkrankung sprechen.

Ein weiteres Problem ist, dass Depressionen oft nicht isoliert auftreten, sondern zusammen mit anderen psychischen Störungen. Eine davon ist ADHS. Immer mehr Forschungsergebnisse weisen darauf hin, dass eine unbehandelte ADHS die Entwicklung oder den Verlauf einer Depression negativ beeinflussen kann. Leider wird diese Verbindung oft übersehen – mit der Folge, dass Betroffene nicht die optimale Behandlung erhalten.

Was erwartet Sie in diesem Kapitel?

In diesem Kapitel werfen wir einen detaillierten Blick auf das Krankheitsbild der Depression. Wir gehen unter anderem auf folgende Fragen ein:

- Welche Symptome gehören zu einer Depression?
- Wie unterscheiden sich depressive Episoden von normalen Stimmungsschwankungen?
- Welche Ursachen und Risikofaktoren spielen eine Rolle?
- Welche Behandlungsmöglichkeiten gibt es – und welche sind besonders wirksam?

Fazit

Depressionen sind weit verbreitet und betreffen viele Menschen im Laufe ihres Lebens. Sie gehen weit über schlechte Laune hinaus und können das gesamte Leben der Betroffenen stark beeinträchtigen. Auch wenn die Erkrankung gut behandelbar ist, gibt es immer noch viele Vorurteile, die eine rechtzeitige Hilfe erschweren. Besonders wichtig ist es, Depressionen nicht isoliert zu betrachten, sondern auch mögliche Begleiterkrankungen wie ADHS miteinzubeziehen. Nur so kann eine effektive Behandlung erfolgen.

Wie entsteht eine Depression?

Ähnlich wie bei der ADHS ist die genaue Entstehung einer Depression noch nicht vollständig geklärt. Statt eines einzelnen Mechanismus gibt es vermutlich ein Zusammenspiel verschiedener biologischer, psychologischer und sozialer Faktoren, die sich gegenseitig beeinflussen (Köhler et al., 2018). Hinzu kommt, dass Depression kein einheitliches Krankheitsbild ist – sie kann sich in ihrer Ausprägung und Ursache stark unterscheiden. Manche Betroffene erleben eine einzelne depressive Episode, während andere immer wieder unter depressiven Phasen leiden.

In diesem Kapitel werden wir die wichtigsten Faktoren beleuchten, die zur Entstehung einer Depression beitragen können.

Biologische Faktoren: Die Rolle des Gehirns und der Genetik

Genetische Veranlagung

Studien zeigen, dass Menschen mit einer familiären Vorgeschichte von Depression ein erhöhtes Risiko haben, selbst zu erkranken. Insbesondere enge Verwandte wie Eltern oder Geschwister sind hier relevant. Dennoch gibt es kein einzelnes »Depressionsgen«. Vielmehr sind zahlreiche genetische Variationen beteiligt, die gemeinsam das Erkrankungsrisiko erhöhen (Suktas et al., 2024).

Veränderungen im Gehirn

Untersuchungen haben gezeigt, dass sich bei depressiven Menschen Veränderungen in bestimmten Hirnstrukturen nachweisen lassen:

- **Hippocampus** – Diese Region, die für Gedächtnis und Emotionen zuständig ist, kann bei depressiven Menschen verkleinert sein (Videbech & Ravnkilde, 2004).
- **Präfrontaler Kortex** – Diese Hirnregion, die für Entscheidungsfindung und Emotionskontrolle zuständig ist, zeigt oft eine verringerte Aktivität (Siegle et al., 2007).
- **Neurotransmitter-Haushalt** – Depressionen stehen häufig mit einer veränderten Aktivität der Botenstoffe Serotonin, Noradrenalin und Dopamin in Verbindung (Marx et al., 2023).

Hormonelle Einflüsse

Hormonelle Veränderungen können das Risiko für eine Depression erhöhen. Besonders Phasen hormoneller Schwankungen wie Pubertät, Schwangerschaft, Wochenbett oder Wechseljahre sind mit einem erhöhten Erkrankungsrisiko verbunden (Marx et al., 2023).

Zusammenhang mit körperlichen Erkrankungen

Bestimmte körperliche Erkrankungen können ebenfalls eine Depression begünstigen oder verstärken. Dazu gehören unter anderem:

- **Diabetes** (Possidente et al., 2023)
- **Schilddrüsenerkrankungen** (Bode et al., 2021)
- **Chronische Schmerzen** (Stubbs et al., 2017)
- **Entzündliche Prozesse im Körper** (Milaneschi et al., 2021)

Diese Erkrankungen können sich nicht nur körperlich, sondern auch auf die Psyche auswirken – sei es durch direkte biologische Mechanismen oder durch die Belastung, die eine chronische Erkrankung mit sich bringt.

Psychologische Faktoren: Warum manche Menschen anfälliger sind

Nicht jeder Mensch entwickelt unter Belastung eine Depression. Warum manche anfälliger sind als andere, erklärt das Vulnerabilitäts-Stress-Modell. Dieses Modell besagt, dass manche Menschen eine höhere Anfälligkeit (Vulnerabilität) mitbringen – sei es durch genetische Faktoren, frühkindliche Erfahrungen oder erlernte Denkmuster (Colodre-Conde et al., 2018). Erst wenn zusätzliche Stressfaktoren wie belastende Lebensereignisse oder chronischer Stress hinzukommen, kann sich eine Depression entwickeln.

Persönlichkeitsmerkmale und Denkmuster

Einige psychologische Faktoren können das Risiko erhöhen, an einer Depression zu erkranken (Whisman et al., 2020):

- Starkes Grübeln und negative Gedankenmuster
- Selbstzweifel und ein geringes Selbstwertgefühl
- Perfektionismus und überhöhte Erwartungen an sich selbst

- Hilflosigkeit und Kontrollverlust – das Gefühl, den eigenen Alltag nicht beeinflussen zu können

Diese Eigenschaften führen oft dazu, dass Menschen belastende Situationen schwerer verarbeiten können und sich schneller überfordert fühlen.

Soziale und Umweltfaktoren: Die Bedeutung des Umfelds

Ob jemand an einer Depression erkrankt, hängt nicht nur von inneren Faktoren wie Veranlagung oder Hirnstoffwechsel ab. Auch das soziale und räumliche Umfeld spielt eine wichtige Rolle – sowohl als möglicher Auslöser als auch als Verstärker oder Schutzfaktor.

Dabei geht es um Fragen wie: In welchem Umfeld lebt ein Mensch? Gibt es stabile und unterstützende Beziehungen – in der Familie, im Freundeskreis oder in der Nachbarschaft? Oder ist die Person eher auf sich allein gestellt, vielleicht sogar isoliert oder ausgegrenzt?

Studien zeigen: Wer wenig soziale Unterstützung erlebt oder über längere Zeit belastende zwischenmenschliche Erfahrungen macht, hat ein höheres Risiko, eine Depression zu entwickeln. Auch Einsamkeit oder instabile Lebensverhältnisse können die psychische Gesundheit belasten (Wang et al., 2019; Sabel et al., 2024). Umgekehrt wirken sich stabile soziale Beziehungen, ein unterstützendes Netzwerk und ein Gefühl von Zusammenhalt im Wohnumfeld oft schützend aus (Rogers et al., 2025).

Wichtig ist: Das soziale Umfeld ist ein Faktor unter vielen. Depressionen entstehen in der Regel nicht durch eine einzelne Ursache, sondern durch das Zusammenwirken verschiedener Einflüsse – biologischer, psychischer und sozialer Art. Es geht also nicht darum, die Schuld bei einem bestimmten Lebensumfeld zu suchen, sondern ein besseres Verständnis dafür zu entwickeln, was unsere seelische Gesundheit stärkt – und was sie schwächt.

Frühkindliche Erfahrungen und Traumata

Frühe Erfahrungen können die psychische Widerstandsfähigkeit prägen. Menschen, die in der Kindheit Vernachlässigung, Missbrauch oder Traumata erlebt haben, haben ein deutlich höheres Risiko, später an einer Depression zu erkranken (Mandelli et al., 2015; Nelson et al., 2017). Dies liegt unter anderem daran, dass das Stressverarbeitungssystem des Gehirns dauerhaft empfindlicher eingestellt wird.

Einschneidende Erlebnisse im Erwachsenenalter

Auch später im Leben können bestimmte Ereignisse das Risiko für eine Depression erhöhen (Haehner et al., 2024):

- **Verluste und Trennungen**
- **Arbeitslosigkeit oder berufliche Überlastung**
- **Soziale Isolation oder Einsamkeit**

Solche Situationen lösen nicht bei jeder Person eine Depression aus, doch in Kombination mit anderen Risikofaktoren können sie die Entstehung einer depressiven Episode begünstigen.

Lebensstil und Gewohnheiten

Ein ungesunder Lebensstil kann ebenfalls mit der Entstehung einer Depression in Verbindung stehen (Sato et al., 2025), wobei nicht klar ist, ob das auch nicht eine Folge der Depression sein kann:

- **Bewegungsmangel** – Sport hat nachweislich eine antidepressive Wirkung.
- **Ungesunde Ernährung** – Ein Mangel an bestimmten Nährstoffen kann die Gehirnfunktion beeinflussen.
- **Alkoholkonsum und Rauchen** – Können das Depressionsrisiko langfristig erhöhen (Lopresti et al., 2013).

Hier zeigt sich, dass Depressionen oft nicht durch einen einzelnen Faktor verursacht werden, sondern durch ein komplexes Zusammenspiel aus genetischen, biologischen und umweltbedingten Einflüssen.

Fazit

Jede Depression ist individuell – es gibt nicht die »eine Ursache« und nicht die »eine Lösung«. Da verschiedene biologische, psychologische und soziale Faktoren zusammenwirken, sollte auch die Behandlung vielschichtig und auf die individuellen Bedürfnisse abgestimmt sein. Während die Forschung immer weiter voranschreitet, bleiben noch viele Fragen offen. Zukünftige Erkenntnisse könnten dazu beitragen, noch gezieltere und effektivere Behandlungsmöglichkeiten zu entwickeln. Bis dahin gilt: Depression ist eine behandelbare Erkrankung – und es gibt viele Wege, um Unterstützung zu finden.

Wie erkenne ich eine Depression?

Depressionen sind weit mehr als nur eine Phase der Traurigkeit oder schlechte Laune – sie sind ernstzunehmende psychiatrische Erkrankungen, die tiefgreifende Auswirkungen auf das Fühlen, Denken und den Körper haben (Rush, 2007; NVL Unipolare Depression, 2022). Da die Symptome schleichend auftreten und sich individuell unterschiedlich äußern können, bleibt die Erkrankung oft lange unerkannt.

In diesem Abschnitt erfahren Sie, woran eine Depression zu erkennen ist, welche Veränderungen Betroffene erleben und warum es so wichtig ist, die Symptome frühzeitig ernst zu nehmen.

Emotionale Symptome: Wenn die Freude verschwindet

Eine Depression verändert die Gefühlswelt tiefgreifend.

- **Anhaltende Niedergeschlagenheit und Hoffnungslosigkeit** – Betroffene fühlen sich dauerhaft traurig oder leer, oft ohne erkennbaren Grund.
- **Verlust von Freude und Interesse** – Aktivitäten, die früher Spaß gemacht haben, erscheinen plötzlich bedeutungslos. Selbst schöne Erlebnisse lösen keine positive Reaktion mehr aus.
- **Gefühl der Wertlosigkeit und Schuldgefühle** – Viele Betroffene haben das Gefühl, nicht gut genug zu sein oder für ihr Umfeld eine Belastung darzustellen.
- **Emotionale Taubheit** – Manche erleben nicht nur Traurigkeit, sondern auch eine vollständige Gefühllosigkeit – als wären sie innerlich abgeschaltet.

Diese emotionalen Symptome sind für Außenstehende oft schwer nachvollziehbar. Angehörige berichten häufig, dass die betroffene Person »nicht mehr dieselbe« sei oder sich stark verändert habe.

Veränderungen im Denken: Wenn der Kopf nicht mehr mitmacht

Neben der Gefühlswelt ist auch das Denken von der Depression betroffen.

- **Konzentrationsprobleme und geistige Erschöpfung** – Selbst einfache Aufgaben wie das Lesen eines Textes oder das Schreiben einer E-Mail können überfordernd wirken.
- **Grübeln und negative Gedankenspiralen** – Betroffene neigen dazu, sich immer wieder um die gleichen belastenden Themen zu drehen, ohne zu einer Lösung zu kommen.
- **Entscheidungsschwierigkeiten** – Selbst alltägliche Entscheidungen wie die Wahl der Kleidung oder das Einkaufen fallen schwer.

- **Zukunftsangst und Pessimismus** – Viele glauben, dass sich ihre Situation niemals verbessern wird, selbst wenn es objektiv keine Anzeichen dafür gibt.

Diese gedanklichen Veränderungen können zu starken Selbstzweifeln führen und das Gefühl der Überforderung verstärken.

Körperliche Symptome: Die unterschätzte Seite der Depression

Depressionen wirken sich nicht nur auf die Psyche, sondern auch auf den Körper aus.

- **Schlafstörungen** – Viele Betroffene haben Probleme beim Ein- oder Durchschlafen. Häufig wachen sie frühmorgens auf, ohne sich erholt zu fühlen.
- **Erschöpfung und Energiemangel** – Selbst kleine Tätigkeiten kosten übermäßig viel Kraft. Manche Menschen fühlen sich so ausgelaugt, dass sie den ganzen Tag im Bett bleiben.
- **Appetitveränderungen** – Während einige Betroffene kaum noch essen, greifen andere vermehrt zu Süßigkeiten oder kohlenhydratreichen Lebensmitteln.
- **Körperliche Beschwerden ohne erkennbare Ursache** – Kopfschmerzen, Rückenschmerzen oder Magenprobleme treten bei vielen Betroffenen auf, oft ohne medizinische Erklärung.

Oft sind es gerade die körperlichen Symptome, die Betroffene dazu veranlassen, ärztliche Hilfe zu suchen – manchmal ohne zu erkennen, dass ihre Beschwerden Teil einer Depression sind.

Veränderungen im Sozialverhalten: Rückzug und Isolation

Eine Depression beeinträchtigt auch das soziale Leben und den Berufsalltag.

- **Sozialer Rückzug** – Treffen mit Freunden oder Telefonate werden als anstrengend empfunden und vermieden.
- **Vernachlässigung der eigenen Bedürfnisse** – Körperpflege und Haushalt werden oft vernachlässigt, weil die Energie dafür fehlt.
- **Veränderungen im äußeren Erscheinungsbild** – Eine reduzierte Mimik, leise Sprache oder ein ausdrucksloses Gesicht sind oft erste Anzeichen, die Angehörige bemerken (Fiquer et al., 2018).
- **Probleme im Beruf oder Studium** – Konzentrationsschwierigkeiten, Leistungsabfall oder häufige Fehlzeiten machen es schwer, den Alltag zu bewältigen.

Diese Veränderungen können zu Missverständnissen führen, da Außenstehende oft nicht wissen, wie sie mit der Situation umgehen sollen.

Selbstwahrnehmung und das Gefühl der Ausweglosigkeit

Ein besonders belastender Aspekt der Depression ist die verzerrte Selbstwahrnehmung.

- Negatives Selbstbild – Viele Betroffene empfinden sich als schwach, unfähig oder nutzlos.
- Gefühl der Unveränderbarkeit – Die Vorstellung, dass es jemals besser werden könnte, erscheint unrealistisch.
- Hoffnungslosigkeit und Suizidgedanken – In schweren Fällen kann der Gedanke aufkommen, dass das Leben keinen Sinn mehr hat.

Gerade dieser Mechanismus macht die Depression so tückisch: Die Betroffenen glauben oft, dass ihnen nicht geholfen werden kann oder dass sie keine Hilfe »verdienen«. Dabei sind Depressionen gut behandelbar, wenn frühzeitig Unterstützung gesucht wird.

Fazit

Depressionen betreffen nicht nur die Stimmung, sondern auch das Denken, den Körper und das soziale Leben. Die Symptome können massiv in den Alltag eingreifen und das Gefühl erzeugen, in einem Teufelskreis gefangen zu sein. Doch Depression ist eine behandelbare Erkrankung. Viele Betroffene erleben nach einer erfolgreichen Therapie eine deutliche Verbesserung ihrer Lebensqualität. Der erste Schritt zur Besserung ist, die Erkrankung zu erkennen und Hilfe anzunehmen. Sie sind nicht allein. Hilfe ist verfügbar – und der Weg aus der Depression ist möglich.

Diagnostik der Depression

Die Diagnose einer Depression erfolgt anhand klar definierter Kriterien. Nach der internationalen Klassifikationen ICD-10 (Dilling et al., 2006), die in Deutschland zur Diagnostik genutzt wird, müssen bestimmte Symptome über einen Zeitraum von mindestens zwei Wochen bestehen, um eine depressive Episode festzustellen.

Depressive Symptome werden in Hauptsymptome und Zusatzsymptome unterteilt:

- **Hauptsymptome**
  - **Gedrückte Stimmung** – Ein durchgehendes Gefühl von Traurigkeit, Hoffnungslosigkeit oder innerer Leere, das kaum durch positive Ereignisse aufhellbar ist.

  - **Interessenverlust** – Dinge, die früher Spaß gemacht haben, sind plötzlich bedeutungslos.
  - **Antriebsmangel und erhöhte Ermüdbarkeit** – Einfache Alltagsaktivitäten werden als anstrengend empfunden, und die Energie fehlt für gewohnte Tätigkeiten.
- **Zusatzsymptome**
  - Verminderte Konzentrationsfähigkeit
  - Selbstzweifel und Schuldgefühle
  - Suizidgedanken oder Suizidversuche
  - Schlafstörungen (z. B. Einschlafstörungen, frühes Erwachen)
  - Appetitveränderungen (Gewichtszunahme oder -abnahme)
  - Psychomotorische Unruhe oder Verlangsamung

Die **Schweregradbestimmung** basiert auf der Anzahl und Intensität der Symptome:

- **Leichte Depression** – Zwei Haupt- und mindestens drei Zusatzsymptome, wobei kein Symptom besonders ausgeprägt ist.
- **Mittelgradige Depression** – Zwei Haupt- und mindestens drei bis vier Zusatzsymptome, wobei einige Symptome besonders ausgeprägt sind.
- **Schwere Depression** – Alle Haupt- und mindestens fünf Zusatzsymptome. Die Symptome sind besonders schwer ausgeprägt.

Eine depressive Symptomatik kann auch andere, unter anderem auch körperliche Ursachen haben, weshalb eine gründliche medizinische Abklärung notwendig ist:

- **Differenzialdiagnostik** – Ausschluss anderer Erkrankungen wie Schilddrüsenunterfunktion oder Vitaminmangel, die ähnliche Symptome verursachen können.
- **Psychometrische Tests** – Fragebögen wie der PHQ-9 (Löwe et al., 2004) oder die Hamilton-Depressionsskala (HDRS) (Hamilton, 1960) helfen, die Schwere der Symptome einzuschätzen. Hier ist allerdings wichtig zu wissen, dass diese Instrumente nicht allein für eine Dia-

gnosestellung ausreichen. Dies gilt auch für alle anderen Fragebogenverfahren für die Erfassung von depressiven Symptomen.
- **Erfassung von Komorbiditäten** – Begleitende psychische Störungen wie ADHS oder andere psychische Störungen sollten mitberücksichtigt werden, da sie die Behandlung beeinflussen können.

Abschließend ist zu sagen, dass die Diagnostik einer Depression ein komplexer Prozess ist, der sorgfältige Fachkenntnis und Erfahrung erfordert. Auch wenn es hilfreich sein kann, sich selbst über Symptome zu informieren, sollte die endgültige Diagnose stets von geschultem Fachpersonal gestellt werden. Ein professioneller diagnostischer Prozess stellt sicher, dass alle relevanten Faktoren berücksichtigt und die bestmögliche Behandlung eingeleitet wird. Falls Sie sich betroffen fühlen oder unsicher sind, zögern Sie nicht, sich Unterstützung zu holen – Sie müssen diese Herausforderung nicht allein bewältigen.

Fazit

Die Diagnose einer Depression erfordert eine sorgfältige Erfassung der Symptome und eine genaue Differenzialdiagnostik. Sie basiert auf wissenschaftlichen Kriterien, ergänzt durch psychologische Tests und ärztliche Untersuchungen. Eine frühzeitige Diagnosestellung ist wichtig, um eine passende Behandlung einzuleiten und mögliche Folgeprobleme zu verhindern.

Behandlung der Depression

Die Behandlung einer Depression hängt von der Schwere der Symptome und den individuellen Bedürfnissen der betroffenen Person ab. Sie kann ambulant erfolgen, also ohne Krankenhausaufenthalt, oder stationär in einer Klinik. Die Entscheidung darüber sollte gemeinsam mit der behandelnden Fachperson getroffen werden und neben der Schwere der Symptome auch das soziale Umfeld und den Bedarf an einer veränderten Umgebung berücksichtigen.

Die Therapie basiert vor allem auf zwei wichtigen Säulen: Medikamenten und Psychotherapie. Häufig werden beide Methoden kombiniert. Zusätzlich gibt es ergänzende Behandlungsverfahren wie Lichttherapie, Wachtherapie oder Sport. Falls andere Methoden nicht ausreichen, können auch spezielle Stimulationsverfahren angewendet werden. Viele dieser Verfahren kommen vor allem in Kliniken zum Einsatz und sind daher weniger bekannt (NVL Unipolare Depression, 2022; Simon et al., 2024).

Ein wichtiger Aspekt der Behandlung ist die schrittweise Besserung der Symptome. Oft bemerken Angehörige oder Behandelnde die ersten Verbesserungen noch vor den Betroffenen selbst. Besonders typisch ist, dass sich die Stimmung zunächst im Laufe des Tages aufhellt – nachmittags oder abends geht es oft besser, doch am nächsten Morgen ist die Besserung scheinbar verflogen. Diese Schwankungen sind ein normaler Teil des Heilungsprozesses. Mit fortschreitender Behandlung stabilisiert sich die Verbesserung, und das Morgentief nimmt ab, sodass der Start in den Tag leichter fällt. Diese Information ist wichtig, damit Betroffene realistische Erwartungen an den Therapieprozess haben.

Medikamente – wichtige Bausteine, aber kein starres Konzept

Bei der Behandlung einer Depression werden häufig Antidepressiva eingesetzt. Diese Medikamente beeinflussen Botenstoffe im Gehirn wie Serotonin, Noradrenalin und Dopamin, um depressive Symptome zu lindern. Es gibt viele verschiedene Antidepressiva, doch keine Studie konnte bislang zeigen, dass ein bestimmtes Medikament grundsätzlich besser wirkt als ein anderes. Die Wahl des passenden Medikaments hängt daher individuell von Faktoren wie möglichen Nebenwirkungen, Wechselwirkungen mit anderen Medikamenten und persönlichen Erfahrungen der Betroffenen ab (NVL Unipolare Depression, 2022).

Ein häufiger Irrtum ist, dass Antidepressiva erst nach mehreren Monaten Wirkung zeigen. Tatsächlich berichten viele Patientinnen und Patienten bereits in den ersten Wochen über erste Verbesserungen – häufig zunächst bei der Schlafqualität (Szegedi et al., 2009; Vermeiden et al., 2015; Wagner et al., 2017). Daher ist es wichtig, nicht monatelang abzuwarten, sondern spätestens nach vier Wochen gemeinsam mit der behandelnden Ärztin oder dem behandelnden Arzt zu überprüfen, ob die Behandlung anschlägt.

Doch was tun, wenn keine Wirkung eintritt oder Nebenwirkungen auftreten?

Hier ist das Gespräch mit der Ärztin oder dem Arzt entscheidend. Niemand sollte sich scheuen, offen über Unverträglichkeiten, fehlende Wirkung oder Unsicherheiten zu sprechen. Antidepressiva sind keine »Einheitslösung« – was bei einer Person gut wirkt, kann bei einer anderen nicht helfen. Falls ein Medikament nicht den gewünschten Erfolg bringt, gibt es verschiedene Alternativen (NVL Unipolare Depression, 2022):

- **Wechsel auf ein anderes Antidepressivum** – Ein Medikament einer anderen Wirkstoffgruppe kann möglicherweise besser vertragen werden oder wirksamer sein.
- **Kombination mit anderen Medikamenten** – In manchen Fällen kann die Wirkung eines Antidepressivums durch andere Wirkstoffe verstärkt werden. Diese sogenannte Augmentationsstrategie wird vor allem dann eingesetzt, wenn eine alleinige Behandlung nicht ausreicht.
- **Ergänzung durch Psychotherapie oder Stimulationsverfahren** – Eine medikamentöse Therapie sollte nicht isoliert betrachtet werden. Besonders bei schwereren oder chronischen Depressionen ist die Kombination mit Psychotherapie oder Stimulationsverfahren (wie z. B. der transkraniellen Magnetstimulation) häufig erfolgreicher als Medikamente allein.

Wichtig

Man muss nicht »durchhalten«, wenn etwas nicht funktioniert. Eine Depression ist eine behandelbare Erkrankung, aber der Weg zur passenden Therapie kann manchmal mehrere Anläufe benötigen. Wer aktiv mit der behandelnden Ärztin oder dem behandelnden Arzt über seine Erfahrungen spricht, hat die besten Chancen, eine individuell passende und wirksame Behandlung zu finden.

Psychotherapie – gemeinsam neue Wege finden

Die Psychotherapie ist eine der wichtigsten Behandlungsmethoden für Depressionen. Es gibt verschiedene Ansätze, die je nach individuellen Bedürfnissen und Vorlieben ausgewählt werden sollten (Cuijpers et al., 2021).

Hier eine Übersicht der wichtigsten psychotherapeutischen Verfahren

- **Kognitive Verhaltenstherapie (KVT)** – Hilft, negative Gedankenmuster zu erkennen und zu verändern. Unterstützt Betroffene dabei, realistischere Denkweisen zu entwickeln und positive Verhaltensänderungen umzusetzen (Öst et al., 2023).
- **Tiefenpsychologisch fundierte Psychotherapie** – Geht davon aus, dass unbewusste Konflikte die Depression mitverursachen. Durch das Verstehen und Verarbeiten dieser Konflikte kann eine langfristige Besserung eintreten (Caselli et al., 2023).
- **Psychoanalytische Therapie** – Ähnlich wie die tiefenpsychologisch fundierte Psychotherapie setzt die Psychoanalyse auf eine tiefgehende Auseinandersetzung mit Konflikten. Diese Therapie ist meist langfristiger angelegt (Zimmermann et al., 2015).
- **Interpersonelle Therapie (IPT)** – Konzentriert sich auf zwischenmenschliche Beziehungen und soziale Konflikte, um die psychische Belastung zu reduzieren (Cuijpers et al., 2016).
- **Schematherapie** – Kombiniert Elemente aus der kognitiven Verhaltenstherapie und Tiefenpsychologie. Sie hilft, tiefe Verhaltensmuster aus der Kindheit zu erkennen und neue Bewältigungsstrategien zu entwickeln (Carter et al., 2016).

- **Internetbasierte Psychotherapie** – Digitale Angebote wie Online-Kurse oder Therapie-Apps bieten eine flexible und niedrigschwellige Behandlungsmöglichkeit (Karyotaki et al., 2024). Besonders für Menschen mit leichteren Depressionen kann diese Form der Therapie hilfreich sein.

Entscheidend ist, dass die Methode zur jeweiligen Person passt. Ein Beratungsgespräch kann helfen, die richtige Therapieform zu finden.

Was tun, wenn die Behandlung nicht anschlägt?

Etwa 30 % der Menschen mit Depressionen erfahren trotz einer Behandlung mit Antidepressiva und Psychotherapie keine ausreichende Besserung ihrer Symptome (Deene et al., 2021). In der Fachsprache spricht man in solchen Fällen häufig von einer »therapieresistenten« oder »schwer behandelbaren« Depression. Doch diese Begriffe bedeuten nicht, dass keine weitere wirksame Hilfe möglich ist – vielmehr ist es wichtig, gezielt zu analysieren, warum die bisherigen Maßnahmen nicht ausreichend gewirkt haben (NVL Unipolare Depression, 2022).

Mögliche Gründe für das Nichtansprechen einer Behandlung

- Falsche Diagnose: Liegt möglicherweise eine unerkannte Begleiterkrankung vor, z. B. eine »versteckte« ADHS oder eine andere psychische oder körperliche Erkrankung?
- Ungeeignetes Medikament oder falsche Dosierung? Nicht jedes Antidepressivum wirkt bei jeder Person gleich. Ein Wechsel des Medikaments oder eine Anpassung der Dosierung kann entscheidend sein.
- Probleme bei der Verstoffwechselung des Medikaments? Manche Menschen bauen Medikamente schneller oder langsamer ab als andere, was die Wirksamkeit beeinflussen kann.
- Zu wenig oder gar keine ergänzende Psychotherapie? Medikamente sind oft nur ein Teil der Lösung – eine zusätzliche psychotherapeuti-

sche Behandlung kann helfen, die zugrundeliegenden Denk- und Verhaltensmuster zu verändern.

Falls ambulante Therapieoptionen nicht ausreichen, kann eine Behandlung in einer spezialisierten Klinik eine sinnvolle Alternative sein. Diese Einrichtungen bieten umfassende und koordinierte Behandlungsansätze, die alle verfügbaren Therapiemethoden systematisch integrieren. Studien zeigen, dass eine spezialisierte stationäre Behandlung selbst bei Patientinnen und Patienten mit mehreren erfolglosen Therapieversuchen oft noch eine deutliche Verbesserung bewirken kann (Wooderson et al., 2011).

Zusätzlich bieten Universitätskliniken häufig die Möglichkeit, an klinischen Studien teilzunehmen, in denen innovative Behandlungsansätze getestet werden. Für Patientinnen und Patienten mit therapieresistenter Depression kann dies eine wertvolle Chance auf Besserung darstellen.

Nicht entmutigen lassen – es gibt immer Hoffnung

Die Begriffe »therapieresistent« oder »schwer behandelbar« klingen auf den ersten Blick abschreckend, doch sie bedeuten nicht, dass keine Hilfe möglich ist. Vielmehr weisen sie darauf hin, dass eine individuell angepasste, oft intensivere Behandlung erforderlich ist. Moderne Therapieansätze bieten auch für diese Gruppe von Patienten und Patientinnen sehr gute Behandlungsmöglichkeiten. Wer eine Therapieform als nicht wirksam erlebt, sollte sich nicht entmutigen lassen – manchmal braucht es mehrere Anläufe, um die passende Kombination aus Medikamenten, Psychotherapie und ergänzenden Verfahren zu finden.

Wichtig

Nicht aufgeben! Depressionen sind behandelbar, und mit der richtigen Unterstützung gibt es für jede und jeden einen Weg zur Besserung.

Nicht invasive Stimulationsverfahren – eine Alternative bei therapieresistenter Depression

Nicht invasive Stimulationsverfahren gewinnen zunehmend an Bedeutung in der Behandlung von Depressionen – insbesondere dann, wenn klassische Therapieansätze wie Medikamente oder Psychotherapie nicht die gewünschte Wirkung erzielen. Ein besonders vielversprechendes Verfahren ist die repetitive transkranielle Magnetstimulation (rTMS). Dabei werden mithilfe von Magnetimpulsen gezielt bestimmte Gehirnregionen stimuliert, die mit depressiven Symptomen in Verbindung stehen.

Wie funktioniert rTMS?

Bei einer Depression sind bestimmte Gehirnareale – insbesondere der präfrontale Kortex – in ihrer Aktivität eingeschränkt. Die rTMS nutzt elektromagnetische Impulse, um diese Bereiche zu aktivieren und dadurch eine Verbesserung der Stimmung und des Antriebs zu bewirken. Die Behandlung ist nicht invasiv, das heißt, es ist kein operativer Eingriff oder Narkose notwendig.

Warum kann rTMS eine wertvolle Ergänzung sein?

Nicht invasive Stimulationsverfahren wie rTMS sind besonders für Menschen geeignet, die auf Antidepressiva nicht ausreichend ansprechen oder unter starken Nebenwirkungen leiden. Ein wesentlicher Vorteil dieser Methode ist ihre gute Verträglichkeit, da sie im Vergleich zu medikamentösen Behandlungen in der Regel weniger unerwünschte Nebenwirkungen verursacht.

Was sagen die aktuellen Leitlinien?

Die Behandlungsleitlinien zur unipolaren Depression (NVL Unipolare Depression, 2022) empfehlen die rTMS insbesondere für therapieresistente Depressionen, also für Fälle, in denen mehrere medikamentöse und psychotherapeutische Ansätze nicht den gewünschten Erfolg gebracht haben. Wissenschaftliche Studien belegen die Wirksamkeit und Sicherheit dieses Verfahrens (Li et al., 2021).

Gibt es Einschränkungen?

Trotz der vielversprechenden Forschungsergebnisse ist rTMS noch nicht überall verfügbar. Nicht alle Kliniken oder psychiatrische Praxen bieten dieses Verfahren an, weshalb es sich lohnen kann, gezielt nach spezialisierten Behandlungszentren zu suchen.

Wie finde ich heraus, ob ein Stimulationsverfahren für mich geeignet ist?

Ob eine Behandlung mit einem Stimulationsverfahren in Frage kommt, sollte mit der behandelnden Ärztin oder dem behandelnden Arzt besprochen werden, denn es gibt viele unterschiedliche Verfahren. Gemeinsam kann geprüft werden, ob diese Therapieform sinnvoll ist und welche Möglichkeiten es gibt, eine geeignete Anlaufstelle zu finden.

Fazit

Nicht invasive Stimulationsverfahren wie die **repetitive transkranielle Magnetstimulation (rTMS)** bieten eine vielversprechende Alternative für Menschen mit therapieresistenter Depression. Die Behandlung kann helfen, die Aktivität bestimmter Gehirnregionen zu regulieren und dadurch depressive Symptome zu lindern – ohne die Nebenwirkungen klassischer Antidepressiva. Da häufig diese Methoden nicht flächendeckend verfügbar sind, lohnt es sich, sich frühzeitig über spezialisierte Zentren zu informieren und das Thema mit der behandelnden Ärztin oder dem behandelnden Arzt zu besprechen.

Selbsthilfe und Unterstützung für Angehörige – Gemeinsam durch schwierige Zeiten

Neben der professionellen Behandlung sind Selbsthilfe und soziale Unterstützung wesentliche Bestandteile im Umgang mit Depressionen. Der Austausch mit anderen Betroffenen, sei es in Selbsthilfegruppen oder Online-Foren, kann helfen, sich weniger allein zu fühlen und neue Wege zur Bewältigung zu entdecken (Shorey & Chua, 2023). Viele Selbsthilfegruppen bieten regelmäßige Treffen an – sowohl persönlich als auch digital –, die eine wertvolle Plattform für gegenseitige Unterstützung und Erfahrungsaustausch darstellen.

Die Bedeutung sozialer Unterstützung für Betroffene

Depressionen können das soziale Leben stark beeinträchtigen. Betroffene ziehen sich häufig zurück, verlieren das Interesse an sozialen Aktivitäten und meiden den Kontakt zu Freundinnen, Freunden oder Familienmitgliedern. In solchen Phasen ist es besonders hilfreich, wenn das Umfeld verständnisvoll bleibt und ermutigt, ohne Druck auszuüben. Schon kleine Gesten wie regelmäßige Anrufe oder das gemeinsame Erledigen alltäglicher Aufgaben können helfen.

Herausforderungen für Angehörige – wie kann ich helfen?

Nicht nur die erkrankte Person, sondern auch das Umfeld ist oft stark belastet. Angehörige möchten helfen, fühlen sich aber oft hilflos oder überfordert. Wichtige Grundsätze im Umgang mit einem depressiven Menschen sind:

- ✓ **Verständnis zeigen** – Depression ist keine Frage von Willenskraft. Sie ist eine Erkrankung, die ernst genommen werden muss.
- ✓ **Geduld bewahren** – Heilung braucht Zeit. Geduld und kontinuierliche Unterstützung sind wichtiger als schnelle Lösungen.

- ✓ **Nicht überfordern, aber auch nicht zurückziehen** – Ein gesundes Maß an Unterstützung ist entscheidend. Übermäßige Fürsorge kann Betroffene unter Druck setzen, während Distanz als Zurückweisung empfunden werden kann.
- ✓ **Offene Gespräche führen** – Nachfragen, wie es der Person geht, kann helfen – jedoch ohne Erwartungen an bestimmte Antworten.

Selbstfürsorge für Angehörige – eigene Grenzen erkennen

Angehörige sind oft stark gefordert und laufen Gefahr, ihre eigenen Bedürfnisse zu vernachlässigen. Doch nur wer selbst stabil bleibt, kann langfristig Unterstützung leisten. Deshalb ist es wichtig, auf die eigene psychische Gesundheit zu achten:

- ✓ **Eigene Belastung ernst nehmen** – Auch Angehörige brauchen Pausen und Erholung.
- ✓ **Unterstützung suchen** – Beratungsstellen oder spezielle Gruppen für Angehörige bieten wertvolle Hilfestellung.
- ✓ **Grenzen setzen** – Die Verantwortung für die Genesung liegt nicht allein bei den Angehörigen.

Wann ist professionelle Hilfe erforderlich?

Manchmal reicht das familiäre oder soziale Umfeld nicht aus, um die notwendige Unterstützung zu bieten. In folgenden Fällen sollte professionelle Hilfe in Anspruch genommen werden (NVL Unipolare Depression, 2022):

- Wenn sich die Depression über einen langen Zeitraum nicht verbessert
- Bei akuten Krisen oder Suizidgedanken
- Wenn Angehörige selbst psychisch stark belastet sind

Praktische Ansätze zur Selbsthilfe

Es gibt verschiedene Maßnahmen, die helfen können, depressive Symptome zu lindern und den Alltag besser zu bewältigen:

- ✓ **Selbsthilfegruppen** – Der Austausch mit anderen Betroffenen kann helfen, sich weniger isoliert zu fühlen und neue Perspektiven zu gewinnen. Viele Gruppen treffen sich regelmäßig, sowohl persönlich als auch online.
- ✓ **Alltagsstruktur und Routinen** – Ein geregelter Tagesablauf mit festen Zeiten für Schlaf, Mahlzeiten und Bewegung kann dazu beitragen, depressive Symptome zu lindern. Eine stabile Tagesstruktur hilft insbesondere in schwierigen Phasen, Orientierung und Halt zu geben.
- ✓ **Körperliche Aktivität** – Bewegung, insbesondere Ausdauersportarten wie Joggen, Radfahren oder Schwimmen, hat nachweislich eine positive Wirkung auf die Stimmung und kann depressive Symptome abschwächen. Bereits kleine Bewegungseinheiten können helfen. Aber auch ein Spaziergang an der frischen Luft kann sehr hilfreich sein.
- ✓ **Entspannungstechniken** – Achtsamkeitstraining, Meditation oder progressive Muskelentspannung können helfen, Stress abzubauen und das allgemeine Wohlbefinden zu verbessern. Auch einfache Atemübungen oder kurze Spaziergänge können unterstützend wirken.

Nicht allein durch die Depression gehen

Depression ist eine Erkrankung, die nicht allein bewältigt werden muss. Die richtige Unterstützung – sei es durch Selbsthilfegruppen, Angehörige oder professionelle Hilfe – kann einen entscheidenden Unterschied machen. Jeder kleine Schritt zählt, sei es ein Gespräch, ein kurzer Spaziergang oder das Einführen einer neuen Routine in den Alltag.

Wichtig ist, nicht den Mut zu verlieren und auf die eigene innere Stärke zu vertrauen. Auch wenn es sich manchmal nicht so anfühlt – es gibt Wege aus der Depression. Mit Unterstützung, Geduld und den richtigen Strategien kann eine spürbare Besserung erreicht werden.

Fazit

Die Behandlung einer Depression sollte individuell angepasst werden und auf mehreren Ebenen ansetzen. Medikamente und Psychotherapie sind die wichtigsten Methoden, doch auch ergänzende Verfahren können helfen. Wichtig ist es, regelmäßig zu überprüfen, ob die gewählte Therapie wirkt, und frühzeitig Anpassungen vorzunehmen. Falls ambulante Behandlungen nicht ausreichen, kann eine stationäre Therapie in einer spezialisierten Klinik sinnvoll sein. Wer keine ausreichende Besserung erfährt, sollte sich nicht scheuen, weitere Behandlungsoptionen in Betracht zu ziehen.

4 ADHS und Depression: Eine herausfordernde Kombination

Einführung – Komorbiditäten bei ADHS

ADHS und Depression treten häufig gemeinsam auf – aber was bedeutet das für die Betroffenen? Wissenschaftliche Studien zeigen, dass etwa 30 % der Menschen mit ADHS im Laufe ihres Lebens mindestens einmal eine Depression entwickeln (Torrente et al., 2017; Powell et al., 2021). In solchen Fällen spricht man von einer Komorbidität, also dem gleichzeitigen Vorliegen mehrerer psychischer Störungen. Dies ist bei Erwachsenen mit ADHS keine Seltenheit – viele haben zusätzlich zu ihrer ADHS mindestens eine weitere psychiatrische Erkrankung.

Unsere eigenen Untersuchungen in unserer ADHS-Ambulanz zeigen, dass 88 % der Patientinnen und Patienten mit ADHS mindestens eine weitere psychische Störung haben – die häufigste ist eine Depression (Paucke et al., 2018). Besonders bemerkenswert ist, dass viele Betroffene nicht wegen ihrer ADHS, sondern wegen der Depression in Behandlung kommen – oft, ohne zu wissen, dass sie ADHS haben. Dies liegt unter anderem daran, dass ADHS bei Erwachsenen immer noch zu selten erkannt wird.

Warum ist die Kombination von ADHS und Depression so problematisch?

Wenn ADHS und Depression gemeinsam auftreten, verstärken sich oft die Symptome beider Erkrankungen. Depressionen verlaufen bei Menschen mit ADHS häufig schwerer und dauern länger an. Betroffene sind oft reizbarer, impulsiver und leiden unter starken Stimmungsschwankungen. Zudem beginnt die Depression oft schon in jungen Jahren und kehrt häufiger zurück (Powell et al., 2021).

Selbst wenn eine depressive Episode abklingt, bleibt häufig eine unterschwellige depressive Symptomatik bestehen – das bedeutet, dass keine vollständige Depression mehr vorliegt, aber dennoch Antriebslosigkeit, emotionale Erschöpfung und ein allgemeines Gefühl von Traurigkeit bestehen bleiben. Diese unterschwelligen Symptome können das Risiko für erneute depressive Episoden erhöhen und erschweren den Alltag erheblich.

Die Auswirkungen auf das tägliche Leben sind oft gravierend:

- Schwierigkeiten im Berufsleben, häufige Jobwechsel oder Arbeitsplatzverluste
- Probleme in der Alltagsorganisation – Dinge werden vergessen oder aufgeschoben
- Herausforderungen in sozialen Beziehungen, die zu Konflikten oder Rückzug führen
- Eine insgesamt reduzierte Lebensqualität mit höherem Stresslevel (Sadeghian et al., 2022)

Zudem erhöht die Kombination aus ADHS und Depression das Risiko für weitere psychische Störungen wie Angststörungen oder Suchtstörungen (Sadeghian et al., 2022; Katzman et al., 2017). Diese zusätzlichen Komorbiditäten machen die Diagnostik und Behandlung noch komplexer, da sich die Symptome überlagern und es schwieriger wird, sie gezielt zu behandeln. Selbst erfahrene Fachleute stehen hier oft vor großen Herausforderungen.

Da beide Erkrankungen sich gegenseitig verstärken, ist eine maßgeschneiderte, ganzheitliche Behandlung besonders wichtig. Ein Therapieansatz, der nur eine der beiden Erkrankungen berücksichtigt, reicht oft nicht aus. Die beste Behandlung kombiniert verschiedene Ansätze, um beiden Erkrankungen gerecht zu werden und die Lebensqualität der Betroffenen nachhaltig zu verbessern.

Was erwartet Sie in diesem Kapitel?

In diesem Kapitel werfen wir einen genaueren Blick darauf, wie sich ADHS und Depression gegenseitig beeinflussen. Wir werden uns mit folgenden Fragen beschäftigen:

- Welche Symptome sind typisch für ADHS und welche für Depression?
- Welche Symptome treten bei beiden Erkrankungen auf und erschweren die Diagnose?
- Warum ist die Behandlung besonders herausfordernd?
- Welche Therapiemöglichkeiten gibt es und worauf sollte besonders geachtet werden?

Fazit

Die Kombination aus ADHS und Depression stellt Betroffene vor erhebliche Herausforderungen. Die Symptome beider Erkrankungen verstärken sich gegenseitig, wodurch der Alltag oft schwer zu bewältigen ist. Zudem besteht ein erhöhtes Risiko für weitere psychische Störungen wie Angststörungen oder Suchtstörungen. Eine gezielte Behandlung, die sowohl die ADHS- als auch die Depressionssymptome berücksichtigt, ist entscheidend, um die Lebensqualität der Betroffenen zu verbessern.

Warum treten ADHS und Depression gemeinsam auf?

Die genauen Ursachen für das gemeinsame Auftreten von ADHS und Depression sind noch nicht abschließend geklärt. Allerdings gibt es verschiedene Faktoren, die wahrscheinlich dazu führen, dass beide Erkrankungen gleichzeitig auftreten können:

- **Genetische Faktoren** – Genetische Untersuchungen haben gezeigt, dass zwischen ADHS und Depression ein genetischer Zusammenhang besteht (Garcia-Argibay, et al., 2024) und dass eine ADHS das Risiko für die Entwicklung einer Depression im späteren Lebensverlauf erhöht (Riglin et al., 2021).
- **Neurobiologische Faktoren** – In verschiedenen Studien konnte gezeigt werden, dass bei ADHS und Depression ähnliche Hirnregionen und Hirnnetzwerke verändert sind (Onnink et al., 2014).
- **Psychosoziale Faktoren** – Menschen mit ADHS erleben im Laufe ihres Lebens häufig wiederholte Misserfolge, Zurückweisungen und Schwierigkeiten in Schule, Beruf und Beziehungen. Diese chronische Überforderung kann zu einer erhöhten Anfälligkeit für Depressionen führen (McGough et al., 2005; Schein et al., 2023).

Obwohl noch viele offene Fragen bestehen, deuten diese Gemeinsamkeit auf gemeinsame Entstehungsmechanismen hin. Je mehr wir darüber erfahren, desto genauer können wir auch die Behandlung gestalten.

Verwirrende Gemeinsamkeiten – wie ADHS und Depression sich überschneiden

ADHS und Depression haben auf den ersten Blick wenig miteinander zu tun – die eine Störung wird oft mit Hyperaktivität und Impulsivität in Verbindung gebracht, die andere mit Antriebslosigkeit und Traurigkeit. Dennoch gibt es zahlreiche überlappende Symptome (van Hal et al., 2023), die die Diagnostik erschweren können.

Zu diesen gehören:

- Konzentrationsprobleme
- Unruhe und Anspannung

- Schlafstörungen
- Stimmungsschwankungen
- Niedriges Selbstwertgefühl
- Negative Selbstwahrnehmung
- Probleme mit der Entscheidungsfindung
- Substanz- oder Alkoholmissbrauch zur Symptomlinderung

Warum kann die Unterscheidung schwierig sein?

Menschen mit ADHS erleben bereits von klein auf Aufmerksamkeitsprobleme, emotionale Schwankungen und Schwierigkeiten, sich zu organisieren. Kommt dann eine Depression hinzu, kann es passieren, dass sich diese Symptome verstärken und schwerer erkennbar wird, welche Ursache hinter den Problemen steckt.

Beispiel

Menschen mit ADHS haben häufig schon seit ihrer Kindheit Schwierigkeiten, die Aufmerksamkeit bei wenig interessanten oder monotonen Aufgaben aufrechtzuerhalten. Kommt zusätzlich eine Depression hinzu, verschärfen sich diese Konzentrationsprobleme meist noch deutlich. In der Folge kann leicht der Eindruck entstehen, dass die Aufmerksamkeitsstörungen ausschließlich auf die depressive Episode zurückzuführen sind – und die zugrunde liegende ADHS wird dabei möglicherweise übersehen.

Ähnlich verhält es sich mit der emotionalen Dysregulation. Menschen mit ADHS haben oft starke Stimmungsschwankungen, die durch äußere Umstände ausgelöst werden, sich aber schnell wieder legen. Bei einer Depression hingegen ist die Stimmung anhaltend gedrückt, ohne dass es dafür eine direkte Ursache gibt. Aber auch hier kann eine Verwechslung stattfinden, denn Stimmungsprobleme werden häufiger einer Depression als einer ADHS zugeordnet.

Unterscheidung zwischen ADHS und Depression

Die folgende Tabelle hilft dabei, typische Symptome beider Erkrankungen besser zuzuordnen.

Tab. 4.1: Symptome und deren Überschneidungen bei ADHS und Depression

Symptom	Typisch für ADHS	Typisch für Depression	Überlappende Symptome*
Stimmungsschwankungen	Kurzfristig, oft durch äußere Reize ausgelöst	Anhaltend gedrückt, unabhängig von äußeren Umständen	ja
Aufmerksamkeitsprobleme	Seit der Kindheit vorhanden, besonders bei uninteressanten Aufgaben	Neu aufgetreten, gleichbleibend, unabhängig von Aufgabe	ja
Schlafstörungen	Schwierigkeiten beim Einschlafen, oft durch Gedankenrasen	Frühes Erwachen, nicht erholsamer Schlaf	ja
Unruhe und Anspannung	Innere oder äußere Rastlosigkeit, Bedürfnis nach Bewegung	Innere Anspannung, oft mit Angstgefühlen	ja
Antriebslosigkeit	Probleme mit Motivation, besonders bei langweiligen Aufgaben	Starke Erschöpfung, keine Energie für alltägliche Dinge	ja
Hyperfokus (extreme Konzentration auf interessante Themen)	Häufig vorhanden	Nicht typisch	nein
Sozialer Rückzug	Strategischer Rückzug bei Überforderung	Starker sozialer Rückzug, auch bei geliebten Menschen	ja

Tab. 4.1: Symptome und deren Überschneidungen bei ADHS und Depression – Fortsetzung

Symptom	Typisch für ADHS	Typisch für Depression	Überlappende Symptome*
Gefühl der Wertlosigkeit/Geringes Selbstwertgefühl	Situationsabhängig, oft nach Misserfolgen	Anhaltendes Gefühl der Wertlosigkeit	ja
Probleme mit Entscheidungen	Schwierigkeiten, sich auf eine Wahl festzulegen, oft durch Ablenkbarkeit	Angst vor Fehlentscheidungen, Gefühl der Überforderung	ja

* (können bei beiden auftreten)

Wie kann eine genaue Diagnose erfolgen?

Selbstbericht Fragebögen

Zur Diagnostik von ADHS gibt es spezielle Fragebogenverfahren, die typische ADHS-Symptome strukturiert abfragen. Studien zeigen, dass Menschen mit ADHS in diesen Tests höhere Werte für Hyperaktivität aufweisen als Menschen mit Depression (Paucke et al., 2021). Das bedeutet, dass ein hoher Wert in der Hyperaktivitäts-Symptomatik eher für eine ADHS als für eine Depression spricht. Das könnte hilfreich sein, zu unterscheiden.

Gehirnforschung – was zeigen EEG-Studien?

EEG-Untersuchungen haben gezeigt, dass Menschen mit ADHS eine instabile Wachsamkeitsregulation (Vigilanz) haben. Interessanterweise verändert sich dieses Muster, wenn eine Depression hinzukommt: Die EEG-

Werte werden stabiler, was für eine depressive Symptomatik typisch ist (Huang et al., 2019; Strauß et al., 2018; Strauß et al., 2021).

Allerdings sind diese Tests und Messungen keine validen diagnostischen Marker für den klinischen Alltag, sondern nur im wissenschaftlichen Kontext relevant. Die Ergebnisse können Anhaltspunkte liefern, ersetzen jedoch keinesfalls eine umfassende klinische Untersuchung, da wir noch zu wenig darüber wissen. Die wichtigste Methode zur Diagnose bleibt daher immer die sorgfältige Beurteilung durch eine Ärztin/einen Arzt für Psychiatrie und Psychotherapie oder eine Psychotherapeutin oder einen Psychotherapeuten, die alle Symptome im individuellen Lebenskontext betrachten und differenziert zwischen ADHS und Depression abwägen können.

Typische diagnostische Schwierigkeiten zwischen ADHS und Depression

- Aufmerksamkeitsprobleme
  - ADHS – Seit der Kindheit vorhanden, besonders in langweiligen Situationen.
  - Depression – Neu aufgetreten, unabhängig von der Art der Aufgabe.
- Emotionale Dysregulation
  - ADHS – Stimmungsschwankungen treten plötzlich auf und klingen schnell wieder ab, meistens durch Ereignisse ausgelöst.
  - Depression – Die niedergeschlagene Stimmung hält über Wochen oder Monate unabhängig von äußeren Ereignissen an.
- Antriebslosigkeit vs. Motivationsprobleme
  - ADHS – Probleme mit langfristiger Planung, besonders bei uninteressanten Aufgaben.
  - Depression – Tiefe Erschöpfung, selbst bei früher geliebten Tätigkeiten.
- Innere Unruhe
  - ADHS – Gefühl, ständig in Bewegung sein zu müssen.
  - Depression – Angstgetriebene Anspannung, die oft mit Sorgen verbunden ist.

- Schlafstörungen
  - ADHS – Schwierigkeiten beim Einschlafen, Gedankenrasen, oft spät in der Nacht aktiv.
  - Depression – Frühes Erwachen, nicht erholsamer Schlaf.

Fazit

Die gemeinsame Symptomatik von ADHS und Depression kann dazu führen, dass eine oder sogar beide Erkrankungen übersehen werden. Eine Depression kann die ADHS-Symptome verstärken – und unbehandelte ADHS-Symptome können depressive Episoden begünstigen. Deshalb ist eine genaue Diagnose essenziell, um eine gezielte und wirksame Behandlung einzuleiten.

Behandlung von ADHS und Depression – ein integrierter Ansatz

Liegen sowohl ADHS als auch eine Depression vor, muss die Therapie an beide Erkrankungen angepasst werden. Dabei gibt es derzeit keine einheitlichen Empfehlungen, wie genau vorzugehen ist. Das liegt vor allem daran, dass es bislang kaum wissenschaftliche Studien gibt, die gezielt untersuchen, wie sich ADHS-Medikamente auf Menschen mit einer schweren Depression auswirken. Auch zur Kombination von ADHS-Medikamenten und Antidepressiva gibt es nur wenige Daten.

Aus diesem Grund enthalten die aktuellen Behandlungsleitlinien für ADHS keine eindeutigen Empfehlungen für die Therapie, wenn zusätzlich eine Depression vorliegt. Dennoch gibt es Experten- und Expertinnenmeinungen, die auf klinischen Erfahrungen basieren. Diese empfehlen, individuell und symptomorientiert vorzugehen.

Grundsätzlich basiert die Behandlung der ADHS mit gleichzeitiger Depression auf folgenden Säulen:

- Medikamentöse Behandlung
- Psychoedukation (Wissensvermittlung über die Erkrankung)
- Psychotherapie
- Alltagsstrategien und Strukturhilfen

Die Herausforderung liegt darin, die richtige Kombination zu finden, die sowohl den ADHS-Symptomen als auch den depressiven Symptomen gerecht wird.

Medikamentöse Behandlung – Wie findet man den richtigen Weg?

Eine der wichtigsten Fragen bei der medikamentösen Behandlung von ADHS und Depression ist, ob eine Erkrankung zuerst behandelt werden sollte, bevor die andere medikamentös angegangen wird. Manche Fachleute empfehlen eine Hierarchisierung, also eine schrittweise Behandlung – zunächst der Erkrankung, die die schwereren Symptome verursacht, bevor die andere Störung in den Fokus rückt.

Warum könnte das sinnvoll sein?

- Psychostimulanzien, die bei ADHS sehr gut wirken, können in einigen Fällen depressive Symptome verstärken.
- Umgekehrt gibt es Antidepressiva, die nicht nur die Depression lindern, sondern auch ADHS-Symptome positiv beeinflussen können.

Allerdings zeigen aktuelle Studien, dass eine medikamentöse Behandlung mit Psychostimulanzien bei Menschen mit ADHS und Depression nicht zwangsläufig zu einer Verschlechterung der depressiven Symptome führt. In einer eigenen Studie mit 121 Betroffenen, die ADHS und eine leichte bis mittelschwere Depression hatten, konnte gezeigt werden, dass sich die depressive Symptomatik nach vier Wochen nicht verschlechterte – im Gegenteil, die ADHS-Symptome besserten sich deutlich (Strauß et al., 2021).

Umgekehrt gibt es auch positive Effekte von Antidepressiva auf ADHS:

- Bestimmte Antidepressiva, die vor allem den Dopaminstoffwechsel beeinflussen, haben sich als hilfreich für ADHS-Symptome erwiesen (Brancati et al., 2024; Maidment, 2003).
- Deshalb kann es sinnvoll sein, bei der Auswahl eines Antidepressivums darauf zu achten, ob es auch ADHS-Symptome günstig beeinflussen könnte.

Wann braucht man eine Kombination aus beiden Medikamenten?

- Manche Menschen mit ADHS und Depression profitieren erst dann deutlich, wenn sie eine Kombination aus Antidepressivum und ADHS-Medikament erhalten.
- Studien zeigen, dass die Kombination gut verträglich sein kann (Lee et al., 2024), allerdings ist dabei besondere Vorsicht geboten.
- Liegt eine therapieresistente oder schwer behandelbare Depression zusätzlich zur ADHS vor, sollten alle Methoden angewendet werden, die zur Depressionsbehandlung verfügbar sind (siehe ▶ Kap. 3 »Was ist eine Depression«).

Worauf sollte geachtet werden?

Falls eine Kombinationstherapie nötig ist, ist es wichtig, die Medikamente langsam aufzudosieren und regelmäßig zu überprüfen, ob:

- sich die ADHS-Symptome verbessern,
- die depressive Symptomatik stabil bleibt oder sich bessert,
- keine neuen oder verstärkten Nebenwirkungen auftreten.

Da es viele verschiedene Behandlungsmöglichkeiten gibt, ist ein enger Austausch mit der behandelnden Ärztin oder dem behandelnden Arzt entscheidend. Falls die erste Medikamentenkombination nicht gut wirkt, gibt es oft alternative Wege, die individuell angepasst werden können.

Jeder Mensch ist einzigartig – deshalb muss auch die medikamentöse Therapie individuell abgestimmt werden.

Psychoedukation – Wissen als Schlüssel zur Selbsthilfe

Psychoedukation – also die professionelle Wissensvermittlung über eine psychiatrische Erkrankung – sollte fester Bestandteil jeder Behandlung sein. Studien zeigen, dass Menschen, die sich intensiv mit ihrer Erkrankung auseinandersetzen, ihre Symptome besser verstehen und gezielter damit umgehen können (Skliarova et al., 2024; Tursi et al., 2013).

Warum ist Psychoedukation bei ADHS und Depression besonders wichtig?

Wenn beide Erkrankungen gemeinsam auftreten, führt dies oft zu zusätzlichen Herausforderungen. Eine zentrale Rolle spielt die Symptomüberlappung, da einige Beschwerden sowohl durch die ADHS als auch durch die Depression verursacht sein können. Ohne das richtige Wissen kann es schwerfallen, die Symptome auseinanderzuhalten – und dadurch auch die richtige Behandlung zu finden.

Was sollte in der Psychoedukation thematisiert werden?

- ✓ **Erkennen von Frühsymptomen der Depression** – Besonders, wenn es sich um eine wiederkehrende Depression handelt.
- ✓ **Zusammenhänge zwischen ADHS und Depression** – Zum Beispiel, wenn ADHS-bedingter Stress oder Überforderung depressive Episoden auslösen.
- ✓ **Strategien zur besseren Selbstwahrnehmung** – Damit Betroffene frühzeitig bemerken, wenn sich Symptome verschlechtern.
- ✓ **Individuelle Lösungsansätze entwickeln** –Um zu wissen, wie man bei Verschlechterungen der Symptome richtig reagiert.

Das Ziel der Psychoedukation ist es, dass Betroffene »Experten oder Expertinnen in eigener Sache« werden. Wer seine Symptome richtig einordnen kann, erkennt frühzeitig, ob es die ADHS oder die Depression ist, die gerade Probleme macht – und kann entsprechend handeln. So wird verhindert, dass sich beide Erkrankungen gegenseitig verstärken und den Alltag unnötig erschweren.

Psychotherapie – besonders wichtig, wenn nicht nur ADHS das Problem ist

Wenn ADHS und Depression gemeinsam auftreten, verstärken sie sich oft gegenseitig. Die ADHS-Symptome machen den Alltag ohnehin schon anstrengender – für viele Betroffene fühlt sich das Leben wie ein permanenter Drahtseilakt an. Konzentration erfordert mehr Energie, Strukturen müssen mühsam erarbeitet und aufrechterhalten werden, und viele fühlen sich, als würden sie ständig »unter Strom stehen«. Dieses dauerhafte Stresserleben kann dazu beitragen, dass sich depressive Symptome entwickeln oder verschlechtern.

Hier setzt die Psychotherapie an, denn sie hilft:

- Stress besser zu bewältigen,
- depressive Symptome zu lindern,
- zukünftigen Rückfällen vorzubeugen.

Besonders für die kognitive Verhaltenstherapie (KVT) gibt es Hinweise, dass sie depressive Symptome bei Menschen mit ADHS wirksam verbessern kann (Anastasopoulos et al., 2021). Durch gezielte Techniken lernen Betroffene, ihre Denkmuster zu hinterfragen, realistischere Selbstbewertungen zu entwickeln und Strategien zur Emotionsregulation zu nutzen. Auch achtsamkeitsbasierte Therapieansätze oder die Schematherapie können helfen, festgefahrene negative Denkmuster zu durchbrechen und das Selbstwertgefühl zu stärken.

Wie bei jeder Psychotherapie gilt: Die Wahl des Verfahrens sollte individuell erfolgen. Nicht jede Methode passt zu jedem Menschen, und manchmal braucht es etwas Geduld, um die richtige Therapieform und die passende Therapeutin oder den passenden Therapeuten zu finden. Wichtig ist, sich auf den Prozess einzulassen – denn eine gut angepasste Therapie kann entscheidend dazu beitragen, den Teufelskreis aus ADHS, Stress und Depression zu durchbrechen.

L., 32 Jahre

»Rückblickend hatte ich schon als Kind Probleme mit Aufmerksamkeit und Impulsivität. In der Schule fiel es mir schwer, mich lange auf eine Aufgabe zu konzentrieren, und ich war oft verträumt oder abgelenkt. Damals dachte ich einfach, ich wäre faul oder nicht diszipliniert genug. Erst in meiner späten Jugend kamen dann depressive Episoden dazu – erst gelegentlich, später immer häufiger. Während meines Studiums wurde alles noch schlimmer. Ich fühlte mich schnell überfordert, schob Aufgaben endlos vor mir her und bekam es einfach nicht hin, strukturiert zu arbeiten. Der Druck wuchs, und mit ihm die Selbstzweifel. Ich fragte mich ständig: Warum kriege ich das nicht hin, obwohl ich doch eigentlich intelligent bin? Schließlich suchte ich mir wegen meiner Depression therapeutische Hilfe. Erst in der Therapie stellte sich heraus, dass ich nicht nur mit einer Depression kämpfte – sondern auch mit ADHS. Diese Diagnose hat für mich vieles erklärt. Ich begann eine kombinierte Behandlung mit Stimulanzien, Antidepressiva und Verhaltenstherapie. Zum ersten Mal hatte ich das Gefühl, dass ich nicht gegen mich selbst arbeite, sondern mit mir. Es war ein langer Prozess, aber heute weiß ich: Ich bin nicht faul oder unfähig. Ich habe einfach andere Herausforderungen – aber auch Strategien, um damit umzugehen.«

5 Behandlung anpassen: Was ist wichtig, wenn ADHS und Depression gemeinsam auftreten?

Einführung – worauf kommt es in der Behandlung an?

Wenn ADHS und Depression gemeinsam auftreten, reicht es nicht aus, nur eine der beiden Erkrankungen zu behandeln – beide müssen gleichzeitig berücksichtigt werden. Eine rein auf ADHS fokussierte Therapie könnte depressive Symptome übersehen, während eine alleinige Depressionsbehandlung die ADHS-bedingten Herausforderungen außer Acht lässt. Das kann dazu führen, dass sich Betroffene trotz Therapie weiterhin überfordert fühlen oder sich ihr Zustand nicht nachhaltig verbessert.

Besonders herausfordernd ist, dass sich die Symptome von ADHS und Depression gegenseitig verstärken können. Eine depressive Episode kann die für ADHS typische Begeisterungsfähigkeit und Motivation blockieren, während ADHS-Symptome wie Impulsivität oder Vergesslichkeit zu wiederholten Misserfolgen führen – was wiederum die depressive Verstimmung verstärken kann.

In diesem Kapitel soll noch einmal gezielt herausgestellt werden, worauf es in der Behandlung ankommt, wenn ADHS und Depression gemeinsam vorliegen. Auch wenn in vorherigen Kapiteln bereits einzelne Aspekte dieses Zusammenspiels thematisiert wurden, ist es wichtig, die besonderen Herausforderungen einer kombinierten Behandlung gesondert zu betrachten. Denn für Betroffene ist es oft schwierig, eine Therapie zu finden, die beiden Störungen gleichermaßen gerecht wird.

Das Kapitel wird sich mit den Besonderheiten der medikamentösen Behandlung, der Psychotherapie und der Bewältigung des Alltags beschäftigen. Ziel ist es, aufzuzeigen, wie eine individuell angepasste Therapie helfen kann, das Beste aus beiden Welten zu vereinen. Denn auch wenn die Kombination von ADHS und Depression eine besondere Herausforderung darstellt – mit einer gezielten, gut abgestimmten Behandlung können Betroffene Stabilität gewinnen und ein erfülltes Leben führen.

Was erwartet Sie in diesem Kapitel?

In diesem Kapitel beschäftigt uns die Frage, wie die Behandlung angepasst werden muss, wenn gleichzeitig eine ADHS und eine Depression vorliegen. Wir werden uns mit folgenden Fragen beschäftigen:

- Was wird zuerst behandelt, die ADHS oder die Depression?
- Welche Behandlungsstrategien sind sinnvoll?
- Welche Alltagsstrategien können helfen?
- Wie sollte die Langzeittherapie aussehen?

Die richtige Reihenfolge – Was wird zuerst behandelt?

Eine der größten Herausforderungen bei der Behandlung von ADHS und Depression ist die Frage: Welche Erkrankung wird zuerst behandelt? Es gibt darauf keine allgemeingültige Antwort, da bisher nur wenige Studien gezielt untersucht haben, welche Vorgehensweise am besten funktioniert. Daher hängt die Entscheidung in erster Linie davon ab, welche Symptome im Vordergrund stehen – die ADHS-Symptome oder die Depression (Bond et al., 2012).

Zusätzlich spielen weitere Faktoren eine Rolle, zum Beispiel:

- **Bisherige Behandlungserfahrungen** – Welche Medikamente oder Therapieansätze wurden bereits ausprobiert? Gab es damit gute oder schlechte Erfahrungen?
- **Begleiterkrankungen** – Gibt es weitere psychiatrische oder körperliche Erkrankungen, die bestimmte Behandlungen einschränken?
- **Wechselwirkungen mit anderen Medikamenten oder Unverträglichkeiten** – Besteht die Gefahr von Nebenwirkungen oder Kontraindikationen?

Da jede Person anders ist, sollte bereits im ersten Gespräch mit der behandelnden Ärztin oder dem behandelnden Arzt deutlich gemacht werden, dass diese Kombination besondere Überlegungen erfordert. Betroffene sollten auch wissen, dass die Behandlung engmaschig überwacht wird und Anpassungen des Therapieplans jederzeit möglich sind, falls sich die Symptome anders entwickeln als erwartet.

Drei mögliche Behandlungsstrategien

1. **Behandlung der Depression zuerst**
   Wenn eine schwere Depression vorliegt – insbesondere mit starkem Antriebsmangel oder Suizidgedanken – steht die Behandlung der Depression an erster Stelle. Hier ist es besonders wichtig, zunächst eine Stabilisierung zu erreichen.
2. **Behandlung der ADHS zuerst**
   Falls die ADHS-Symptome sehr ausgeprägt sind (z. B. starke Impulsivität, extreme Konzentrationsprobleme), kann es sinnvoll sein, zunächst die ADHS zu behandeln. Manchmal verbessern sich depressive Symptome bereits dadurch, weil der Alltag besser organisiert werden kann und die Selbstkontrolle steigt.
3. **Parallele Behandlung von ADHS und Depression**
   In vielen Fällen wird eine Kombinationstherapie bevorzugt, bei der sowohl die ADHS- als auch die Depressionssymptome gleichzeitig behandelt werden. Dabei wird die Medikamentendosis vorsichtig an-

gepasst und die psychotherapeutische Behandlung auf beide Erkrankungen abgestimmt.

In der Praxis kann es sein, dass zunächst eine der beiden ersten Strategien gewählt wird und später auf eine Kombinationsbehandlung umgestellt wird.

Wichtig ist, dass die Entscheidung individuell getroffen wird – es gibt kein Schema, das für alle passt.

Alltagsstrategien – Was funktioniert besonders gut?

Die Kombination aus ADHS und Depression stellt besondere Herausforderungen im Alltag dar. Um die passenden Strategien zu finden, ist es entscheidend zu verstehen, wie beide Erkrankungen verlaufen.

Depressionen sind meist episodisch, das heißt, es gibt Phasen mit starken Symptomen, aber auch Zeiten, in denen es den Betroffenen deutlich besser geht.

ADHS-Symptome bleiben lebenslang bestehen, jedoch schwankt die Intensität der Symptome – je nach äußeren Anforderungen, Stresslevel und Behandlung.

Das Problem: Die Symptome von ADHS und Depression beeinflussen sich gegenseitig. Eine depressive Episode kann die für ADHS typische Motivation und Begeisterungsfähigkeit blockieren. Gleichzeitig können ADHS-Symptome wie Vergesslichkeit oder impulsives Handeln Misserfolge begünstigen – was die Depression verstärkt.

Deshalb braucht es nicht nur Strategien für jede Erkrankung, sondern auch die Fähigkeit, diese flexibel anzupassen.

Hier einige konkrete Beispiele:

Antriebslosigkeit (Depression) vs. Getriebenheit (ADHS)

- Depression – Fehlende Motivation, selbst kleine Aufgaben wirken überwältigend.
- ADHS – Viele Ideen, aber Schwierigkeiten, sie strukturiert umzusetzen.

Lösung

✓ Aufgaben in kleine Schritte unterteilen und durch äußere Reize wie Musik oder Bewegung die Motivation anregen.
✓ Falls die Depression sehr stark ist, kann es jedoch sinnvoller sein, den Druck herauszunehmen und realistischere Ziele zu setzen (z. B. Spaziergang statt Joggen).
✓ Sobald sich die depressive Symptomatik bessert, sollten die Strategien wieder an die ADHS-Symptome angepasst werden.

Überforderung durch Termine (Depression) vs. Vergessen von Terminen (ADHS)

- Depression – Verpflichtungen fühlen sich wie eine unüberwindbare Hürde an.
- ADHS – Wichtige Dinge werden schlicht vergessen oder lange aufgeschoben.

Lösung

✓ Checklisten, Kalender oder visuelle Erinnerungen helfen, den Überblick zu behalten.
✓ Verantwortung teilen, zum Beispiel durch feste Verabredungen mit Freundinnen und Freunden oder Kolleginnen und Kollegen, die Struktur geben.
✓ Anpassung je nach Phase: Ist die Depression gerade stark ausgeprägt, kann es sinnvoll sein, Termine zu reduzieren, um Überforderung zu

vermeiden. Bessert sich die Depression, sind Erinnerungen und Listen hingegen eine wertvolle Unterstützung für die ADHS-Symptomatik.

Strukturverlust (Depression) vs. Chaotische Organisation (ADHS)

- Depression – Routinen brechen weg, es fehlt der Antrieb, den Alltag zu organisieren.
- ADHS – Spontanität und mangelnde Planung führen zu Frust und Insuffizienzerleben.

Lösung

✓ Einfache, realistische Routinen etablieren, die auch in schlechteren Phasen funktionieren (z. B. feste Essenszeiten).
✓ Flexibel bleiben – In depressiven Phasen kann es sinnvoll sein, sich bewusst weniger vorzunehmen, um Überforderung zu vermeiden.
✓ Wenn es besser geht – Die ADHS-typische Strukturierung (z. B. Zeitmanagement-Methoden) wieder verstärkt anwenden.

Strategien flexibel anpassen

Das Wichtigste: Strategien, die in einer Phase helfen, können in einer anderen kontraproduktiv sein. Wer in einer depressiven Episode versucht, sich strikt an ADHS-Strukturen zu halten, kann sich dadurch unter Druck setzen – was die Depression verstärken kann. Gleichzeitig kann eine zu depressive Sichtweise dazu führen, dass ADHS-Strategien zu schnell verworfen werden, obwohl sie langfristig helfen könnten.

✓ Lernen, die eigene Symptomdynamik zu erkennen, ist der Schlüssel!
✓ Je nach Phase müssen Strategien angepasst werden – mal mehr Fokus auf Struktur, mal mehr auf Entlastung.
✓ Flexibilität ist entscheidend, um langfristig ein stabiles und erfülltes Leben zu führen.

Tipp

Ein Stimmungstagebuch oder eine App kann helfen, zu erkennen, wann sich Symptome verändern – und wann es Zeit ist, die eigenen Strategien anzupassen.

Langfristige Behandlung – Therapie ist kein starres Konzept

Die Behandlung von ADHS und Depression ist kein einmaliges Ereignis, sondern ein dynamischer Prozess. Die Symptome können sich im Laufe der Zeit verändern – durch äußere Umstände, persönliche Entwicklungen oder auch hormonelle Schwankungen. Daher ist es wichtig, die Therapie regelmäßig zu überprüfen und an neue Bedürfnisse anzupassen.

Warum ist eine langfristige Anpassung notwendig?

- **Lebensveränderungen beeinflussen Symptome** – Ein neuer Job, eine Trennung oder gesundheitliche Probleme können ADHS- oder Depressionssymptome verstärken oder abschwächen. Eine Therapie, die vor einem Jahr perfekt passte, muss heute vielleicht überarbeitet werden.
- **Medikamentenwirkung kann sich verändern** – Viele Betroffene berichten, dass ein Medikament zu Beginn gut wirkt, aber später nicht mehr den gleichen Effekt hat. In solchen Fällen kann es helfen, die Dosierung zu überprüfen oder eine alternative Medikation in Betracht zu ziehen.
- **Psychotherapeutische Strategien weiterentwickeln** – Psychotherapie ist nicht nur eine kurzfristige Intervention – die erlernten Strategien sollten regelmäßig reflektiert und weiterentwickelt werden. Was

in einer Phase gut funktioniert hat, kann in einer anderen möglicherweise nicht mehr ausreichen.

- **Prävention von Rückfällen** – Gerade bei Depressionen ist es wichtig, frühzeitig auf Warnzeichen zu reagieren. Viele Betroffene profitieren davon, sich eine Liste mit individuellen Frühsymptomen anzulegen und diese regelmäßig zu überprüfen.

Tipp

Eine einfache Möglichkeit, Veränderungen im eigenen Zustand zu beobachten, ist das Führen eines kurzen wöchentlichen »Check-ins« für sich selbst:

✓ Was lief diese Woche gut?
✓ Wo hatte ich besondere Schwierigkeiten?
✓ Haben sich bestimmte Symptome verstärkt oder abgeschwächt?
✓ Gibt es Anpassungen, die ich mit meiner Ärztin, Arzt oder meiner Therapeutin, Therapeuten besprechen sollte?

Checkliste: Passt meine Behandlung noch zu mir?

Symptomveränderungen bemerkt?

- ☐ Habe ich neue Symptome, die vorher nicht da waren?
- ☐ Sind bestimmte Symptome schwächer oder stärker geworden?
- ☐ Hat sich meine Stimmung in den letzten Wochen oder Monaten verändert?

Medikamentöse Behandlung überprüfen

- ☐ Wirkt meine Medikation noch so wie am Anfang?
- ☐ Habe ich Nebenwirkungen bemerkt, die ich vorher nicht hatte?
- ☐ Fühle ich mich nach der Einnahme stabiler oder eher unwohl?
- ☐ Habe ich das Gefühl, dass meine Medikation nicht mehr ausreicht?

Psychotherapie und Strategien anpassen

- ☐ Wende ich noch aktiv die Techniken an, die ich in der Therapie gelernt habe?
- ☐ Gibt es neue Herausforderungen, die ich in meiner Therapie besprechen sollte?
- ☐ Habe ich das Gefühl, dass meine Therapie mich weiterbringt, oder stecke ich fest?

Alltagsstruktur und Selbstmanagement

- ☐ Funktionieren meine Routinen noch gut oder sind sie zu starr/flexibel?
- ☐ Gibt es Situationen, in denen ich besonders überfordert bin?
- ☐ Brauche ich neue Strategien für bestimmte Herausforderungen (z. B. Beruf, Familie, soziale Kontakte)?

Frühsymptome einer Verschlechterung erkennen

- ☐ Habe ich weniger Energie oder Motivation als sonst?
- ☐ Vermeide ich wieder Aufgaben, die ich vorher gut geschafft habe?
- ☐ Nehme ich mich selbst kritischer wahr als sonst?
- ☐ Hat sich mein Schlafverhalten oder mein Essverhalten verändert?

Regelmäßige Check-ins mit Behandlern einplanen

- ☐ Habe ich bald einen Termin bei meiner Ärztin/meinem Arzt oder meiner
  Therapeutin/meinem Therapeuten?
- ☐ Gibt es Themen, die ich dort unbedingt ansprechen möchte?
- ☐ Sollte ich meine Behandlung mit meinem medizinischen Team überprüfen und ggf. anpassen?

Unterstützung im Alltag einholen

- ▢ Habe ich mit meinem Umfeld über meine aktuellen Herausforderungen gesprochen?
- ▢ Gibt es Freundinnen/Freunde oder Familienmitglieder, die mich in schwierigen Phasen unterstützen können?
- ▢ Würde mir eine Selbsthilfegruppe oder der Austausch mit anderen Betroffenen helfen?

Tipp

Diese Checkliste kann regelmäßig – z. B. einmal im Monat – durchgegangen werden. Falls sich mehrere Punkte ändern oder verschlechtern, ist es sinnvoll, mit den behandelnden Personen über Anpassungen in der Behandlung zu sprechen. Außerdem kann sie eine super Vorbereitung für den nächsten Behandlungstermin sein – so vergisst man nicht, die wichtigsten Veränderungen oder Probleme anzusprechen!

6 Was kann ich tun?

Einführung – kleine Schritte mit großer Wirkung

Das Leben mit ADHS und Depression kann eine tägliche Herausforderung sein. Oft fehlt die Energie, Dinge anzugehen, oder die Struktur, um den Alltag zu bewältigen. Vielleicht haben Sie schon viele Ratschläge gehört, was »helfen könnte«, und sind dennoch unsicher, wo Sie anfangen sollen. Dieses Kapitel bietet Ihnen praktische Ansätze, um mehr Kontrolle über Ihren Alltag zu gewinnen – ohne sich überfordert zu fühlen.

Der Fokus liegt auf kleinen, umsetzbaren Schritten. Denn Veränderung geschieht nicht von heute auf morgen, sondern durch wiederholte, machbare Anpassungen. Hier geht es nicht darum, alles auf einmal zu ändern, sondern darum, herauszufinden, was individuell für Sie funktioniert.

Die folgenden Abschnitte sind bewusst so gestaltet, dass Sie sie unabhängig voneinander lesen und ausprobieren können. Sie müssen sich nicht von vorne bis hinten durcharbeiten – suchen Sie sich einfach die Strategien aus, die Sie gerade am meisten ansprechen. Ob es um mehr Struktur im Alltag, den Umgang mit Emotionen oder Wege zur besseren Selbstfürsorge geht – Sie finden hier konkrete Anregungen, die Sie direkt umsetzen können.

Und das Wichtigste: Seien Sie geduldig mit sich selbst. Jeder kleine Fortschritt zählt, auch wenn er im Moment vielleicht unbedeutend erscheint. Manchmal braucht es mehrere Versuche, um herauszufinden, welche Strategien wirklich passen. Und wenn ein Ansatz nicht funktioniert, heißt das nicht, dass nichts hilft – sondern nur, dass eine andere Lösung besser zu Ihnen passt.

Lassen Sie uns gemeinsam entdecken, welche Möglichkeiten es gibt, den Alltag mit ADHS und Depression etwas leichter zu machen. Vielleicht finden Sie hier genau die Unterstützung, die Ihnen in schwierigen Momenten weiterhilft.

Was erwartet Sie in diesem Kapitel?

In diesem Kapitel geht es darum, was Betroffene selbst tun können. Wir werden uns mit folgenden Fragen beschäftigen:

- Wie finde ich das richtige Behandlungsangebot?
- Wie kann ich selbst zur Expertin/zum Experten meiner Erkrankung werden?
- Welche Strategien gibt es?
- Was kann ich tun, wenn es »nicht gut läuft«?

Die richtige Anlaufstelle finden

Der erste Schritt zur Diagnose und Behandlung von ADHS im Erwachsenenalter ist oft der schwierigste: die richtige Anlaufstelle zu finden. Viele Betroffene sind unsicher, an wen sie sich wenden können – und das ist verständlich. Die unterschiedlichen Fachrichtungen und Berufsbezeichnungen im Gesundheitswesen können verwirrend sein.

Grundsätzlich kann die Diagnostik von Fachärztinnen und Fachärzten für Neurologie, Psychiatrie und Psychotherapie, Psychosomatische Medizin sowie Nervenheilkunde durchgeführt werden. Auch ärztliche und psychologische Psychotherapeutinnen und Psychotherapeuten sind qualifiziert, eine ADHS-Diagnose zu stellen. Entscheidend ist jedoch, dass die behandelnde Person über fundierte Kenntnisse zur ADHS im Erwachsenenalter verfügt – und genau hier liegt die Herausforderung. Noch immer gibt es viele Fachleute, die ADHS vor allem als eine Erkrankung von

Kindern betrachten oder nur unzureichende Erfahrung mit der Diagnostik bei Erwachsenen haben.

Daher kann es hilfreich sein, vorab Empfehlungen einzuholen. Selbsthilfegruppen oder Online-Communities bieten oft wertvolle Hinweise zu spezialisierten Fachkräften, die sich mit ADHS und seinen Begleiterkrankungen gut auskennen. Auch Hausärztinnen und Hausärzte können eine erste Ansprechpartnerin oder ein erster Ansprechpartner sein, um eine gezielte Überweisung in die richtige Richtung zu erhalten.

Hat man eine passende Fachärztin/einen passenden Facharzt oder Therapeutin/Therapeuten gefunden, ist es sinnvoll, sich auf den Termin vorzubereiten. Viele Fachleute bitten um Grundschulzeugnisse, um Hinweise auf ADHS-Symptome in der Kindheit zu erhalten. Da Ordnung nicht unbedingt die größte Stärke vieler ADHS-Betroffener ist, kann das Suchen nach alten Dokumenten Zeit in Anspruch nehmen – daher am besten frühzeitig danach schauen und Kopien mitbringen. Ebenso kann es hilfreich sein, sich vor dem Termin einige Stichpunkte zu den aktuellen Problemen und Herausforderungen zu notieren. Dabei geht es nicht darum, Fachbegriffe zu verwenden, sondern die eigenen Schwierigkeiten authentisch zu beschreiben.

Die ersten Gespräche sind meist sehr intensiv, da viele Fragen zu Symptomen über den gesamten Lebensverlauf gestellt werden. Es muss eingeschätzt werden, welche Probleme in verschiedenen Lebensbereichen bestehen. Doch genauso wichtig ist es, auch die Strategien zu benennen, die gut funktionieren – selbst, wenn sie durch viel Aufwand aufrechterhalten werden. Ein Beispiel: »Als Kind war ich für meine Unpünktlichkeit berüchtigt. Heute komme ich immer überpünktlich zu Terminen, aber nur, weil ich mir mehrere Erinnerungen in meinem Handy stelle.« Solche Informationen sind für die Diagnosestellung essenziell, weil sie zeigen, welche Herausforderungen bestehen und wie sie kompensiert werden.

Neben der fachlichen Kompetenz spielt aber noch ein weiterer Faktor eine große Rolle: die persönliche Passung. Die therapeutische Beziehung sollte idealerweise langfristig angelegt sein – insbesondere, wenn neben der ADHS auch eine Depression vorliegt. Da sich die Symptome beider Erkrankungen individuell und dynamisch zeigen, ist eine kontinuierliche Begleitung durch dieselbe Ansprechpartnerin oder denselben Ansprechpartner besonders wertvoll. Deshalb lohnt es sich, nicht nur auf fachliche

Qualifikationen zu achten, sondern auch darauf, ob die »Chemie« stimmt. Denn gerade in der Therapie ist Vertrauen die Basis für eine erfolgreiche Behandlung.

L., 25 Jahre

»Ich hatte schon immer das Gefühl, dass mit mir etwas nicht stimmt, aber ich habe lange versucht, meine Probleme durch äußere Umstände zu erklären. In meinem direkten Umfeld gab es niemanden, der eine psychiatrische Behandlung in Anspruch nahm – das machte es für mich noch schwerer, meine eigenen Schwierigkeiten ernst zu nehmen. Als ich mal wieder wegen Kopfschmerzen bei meiner Hausärztin saß, fragte sie mich plötzlich, wie es mir psychisch gehe. Sie meinte, dass sie bei mir schon länger depressive Symptome beobachtet habe, und empfahl mir, eine Psychotherapie zu beginnen. Gleichzeitig warnte sie mich vor den langen Wartezeiten. Ich begann, Listen aus dem Internet abzutelefonieren, und bekam tatsächlich einen ersten Termin. Doch als ich dort war, fühlte ich mich überhaupt nicht verstanden. Ich war enttäuscht und unsicher, ob Therapie wirklich das Richtige für mich ist. Trotzdem traute ich mich, eine Bekannte um Rat zu fragen, von der ich wusste, dass sie eine Therapie macht. Sie empfahl mir ihren Therapeuten. Nach einiger Wartezeit bekam ich dort einen Termin – und dieses Mal war es ganz anders. Ich fühlte mich sofort verstanden. Es war ein großer Unterschied, und ich war froh, dass ich meinem Bauchgefühl gefolgt bin und nicht nach dem ersten Versuch aufgegeben habe.«

Selbst zur Expertin/zum Experten werden

Nach der Diagnosestellung ist es entscheidend, sich intensiv mit den eigenen Symptomen auseinanderzusetzen – insbesondere, wenn sowohl ADHS als auch eine Depression vorliegen. Jede Betroffene/jeder Betroffene sollte lernen, seine individuellen Symptome richtig zu erkennen und voneinander zu unterscheiden. Dieses Wissen hilft, Veränderungen frühzeitig wahrzunehmen und angemessen darauf zu reagieren.

Depressionen verlaufen meist episodisch, das heißt, sie treten in Phasen auf und klingen in der Regel wieder ab oder werden zumindest weniger belastend. Eine erfolgreiche Behandlung kann dazu beitragen, dass sich depressive Symptome deutlich zurückbilden. Auch ADHS-Symptome sind nicht immer gleich stark ausgeprägt – sie variieren je nach Lebenssituation, Anforderungen und Stresslevel. Besonders herausfordernd sind Phasen großer Veränderungen, etwa der Beginn eines neuen Jobs. Das Erlernen neuer Inhalte und Strukturen kann für Menschen mit ADHS länger dauern, was zu Frustration und Stress führen kann. Diese Belastung wiederum kann depressive Symptome verstärken oder sogar eine neue Episode auslösen. Wer jedoch »Expertin/Experte in eigener Sache« ist, kann solche kritischen Situationen frühzeitig erkennen und gegensteuern.

Wissen über die eigene Erkrankung lässt sich auf viele Arten aneignen. Der Austausch mit anderen Betroffenen – sei es in Selbsthilfegruppen oder Online-Foren – kann wertvolle Einblicke und praxisnahe Tipps liefern. Psychoedukationsgruppen, in denen Fachkräfte fundierte Informationen über ADHS und Depressionen vermitteln, sind eine gute Möglichkeit, sich weiterzubilden. Auch digitale Angebote, wie Informationsvideos von Betroffenen oder Selbsthilfeorganisationen, können hilfreich sein. Wer Schwierigkeiten mit längeren Texten hat, etwa aufgrund von ADHS-bedingten Konzentrationsproblemen, kann auf Hörbücher oder Podcasts ausweichen. Wichtig ist dabei, dass jeder die für sich passende Art der Wissensaneignung findet.

Ein besonders hilfreiches Werkzeug ist das Führen eines Symptomtagebuchs. Gerade in der Anfangsphase kann es helfen, die eigene Stimmung, das Energielevel und besondere Herausforderungen festzuhalten. So lassen sich Muster und Zusammenhänge besser erkennen – zum Beispiel, ob bestimmte Situationen oder Verhaltensweisen Symptome verschlechtern oder verbessern. Solche Aufzeichnungen können nicht nur zur Selbstreflexion dienen, sondern auch die therapeutische Arbeit unterstützen. Ich persönlich arbeite gerne mit Symptomtagebüchern, da sie eine wertvolle Basis bieten, um neue Symptome einzuordnen und Entwicklungen besser nachverfolgen zu können.

Letztlich gibt es keinen festen »richtigen« Weg, um sich zu informieren. Jeder sollte die Methoden wählen, die am besten zu den eigenen Bedürfnissen und Vorlieben passen. Wichtig ist jedoch, sich bewusst zu machen, dass Selbstinformation eine professionelle Behandlung nicht ersetzt, sondern lediglich ergänzt. Eine fundierte Therapie durch erfahrene Fachleute bleibt der wichtigste Baustein auf dem Weg zu einer besseren Lebensqualität. Gleichzeitig kann das eigene Wissen über ADHS und Depression dazu beitragen, die Behandlung bewusster zu gestalten und die eigene Selbstwirksamkeit zu stärken.

Selbstmanagement-Tabelle für meine Symptome

Diese Tabelle soll helfen, eigene Symptome besser zu beobachten und frühzeitig zu reagieren.

Tab. 6.1: Selbstmanagement-Tabelle

Meine Symptome	Meine Beobachtungen
Frühsymptome einer Depression	(z. B. Schlafprobleme, Reizbarkeit, Interessenverlust)
Diese ADHS-Symptome werden schlechter, wenn ich zusätzlich depressiv werde	(z. B. Konzentrationsprobleme, Antriebslosigkeit, emotionale Überforderung)
Mögliche Auslöser für eine Verschlechterung	(z. B. hoher Stress, Veränderungen im Alltag, sozialer Rückzug)
Hilfreiche Strategien, die ich ausprobieren kann	(z. B. feste Routinen beibehalten, regelmäßige Bewegung, Entspannungstechniken)
Wann sollte ich professionelle Hilfe in Anspruch nehmen?	(z. B., wenn Symptome stark zunehmen und den Alltag erheblich beeinträchtigen)

B., 30 Jahre

»Als ich meine ADHS-Diagnose bekam, war ich zuerst erleichtert – endlich hatte ich eine Erklärung für all die Schwierigkeiten, die mich schon seit meiner Schulzeit begleitet hatten. Doch gleichzeitig fühlte ich mich auch überfordert: Was genau bedeutet das jetzt für mich? Welche Behandlung ist die richtige? Und wie unterscheide ich meine ADHS-Symptome von meiner Depression? Ich begann, mich intensiver mit meiner Erkrankung auseinanderzusetzen. Zunächst las ich einige Bücher über ADHS und Depression, aber oft fiel es mir schwer, mich lange auf den Text zu konzentrieren. Dann stieß ich auf Podcasts von Betroffenen, die von ihren Erfahrungen berichteten – das war für mich ein echter Aha-Moment! Ich merkte, dass ich nicht allein war mit meinen Problemen und dass es viele Möglichkeiten gibt, besser mit meinen Symptomen umzugehen. Auf Anraten meiner Therapeutin begann ich, ein Symptomtagebuch zu führen. Am Anfang war ich skeptisch – ich dachte, es sei nur eine weitere ›To-do-Aufgabe‹, die ich sowieso vergessen würde. Aber dann fiel mir auf, dass ich durch das tägliche Notieren meiner Stimmung und meines Energielevels bestimmte Muster erkennen konnte. Zum Beispiel wurde mir bewusst, dass ich an Tagen mit viel Struktur und festen Terminen deutlich weniger depressive Gedanken hatte. Ich erkannte auch, dass ich in stressigen Phasen häufiger impulsive Entscheidungen traf und mir dann später Vorwürfe machte – was meine Depression wieder verstärkte. Mit diesem Wissen konnte ich meine Strategien anpassen. Ich lernte, dass ich in belastenden Zeiten meine Ansprüche an mich selbst senken musste. Ich begann, mir feste, aber machbare Tagesstrukturen zu setzen und akzeptierte, dass ich nicht jeden Tag gleich produktiv sein konnte. Dieses neue Verständnis half mir enorm – ich fühlte mich nicht mehr so ausgeliefert meinen Stimmungen gegenüber, sondern hatte das Gefühl, aktiv gegensteuern zu können. Heute weiß ich: Meine Diagnose war nicht das Ende, sondern der Anfang eines neuen Kapitels. Es war ein Lernprozess, aber ich habe erkannt, dass ich selbst viel dazu beitragen kann, meinen Alltag besser zu gestalten. Und das Beste: Ich habe aufgehört, mich für meine Schwächen zu verurteilen – stattdessen sehe ich sie als Teil von mir, mit dem ich arbeiten kann.«

Den emotionalen Druck reduzieren – Strategien für den Umgang mit negativen Gefühlen

Selbstakzeptanz und Geduld mit sich selbst

Nachdem Sie zur Expertin/zum Experten in eigener Sache geworden sind, steht nun die nächste große Herausforderung an: Dieses Wissen auf den eigenen Alltag zu übertragen. Das bedeutet in erster Linie, sich selbst so anzunehmen, wie man ist – mit all seinen Stärken und Schwächen.

Ein guter erster Schritt kann sein, die positiven Seiten von ADHS bewusst herauszuarbeiten und diese als persönliche Stärken zu nutzen. Menschen mit ADHS haben oft eine außergewöhnliche Kreativität, eine hohe Begeisterungsfähigkeit und die Fähigkeit, blitzschnell flexibel auf Veränderungen zu reagieren. Doch um diese Stärken gezielt einsetzen zu können, braucht es realistische Ziele und eine kluge Selbststeuerung.

Ein häufiger Stolperstein ist der Hang zur Überforderung. Viele Menschen mit ADHS lassen sich schnell begeistern und nehmen sich zu viel auf einmal vor. Dies kann jedoch zu einem Teufelskreis führen: Wird die Fülle an Aufgaben nicht bewältigt, entsteht Frustration – und bei gleichzeitiger Depression kann dies eine neue Episode auslösen oder verstärken.

Besonders herausfordernd ist der Umgang mit der »gebremsten Energie«, wenn zur ADHS eine Depression hinzukommt. Während ADHS-Betroffene oft durch ihre Spontanität und Begeisterung angetrieben werden, sorgt die Depression für eine Antriebsstörung – plötzlich funktioniert das, was sonst als »Superkraft« diente, nicht mehr. Das kann extrem frustrierend sein.

Hier ist Geduld mit sich selbst besonders wichtig. Manche Dinge dauern in dieser Phase länger – und das ist in Ordnung. Statt sich selbst unter Druck zu setzen, kann es helfen, die eigenen Erwartungen anzupassen und sich bewusst zu machen, dass Fortschritte auch in kleinen Schritten möglich sind.

J., 29 Jahre

»Ich habe immer gerne die Klassentreffen zusammen mit einer Freundin organisiert. Sobald wir anfingen zu planen, sprudelten die Ideen nur so aus mir heraus. Je mehr Einfälle ich hatte, desto begeisterter wurde ich – und desto größer wurden meine Pläne. Plötzlich sollte es nicht nur ein einfaches Treffen werden, sondern ein ganzes Wochenende mit einem ausgefeilten Programm. Meine Freundin äußerte zwar erste Bedenken, aber ich schaffte es, sie mit meiner Begeisterung mitzureißen. Das kann ich gut – andere mit meiner Euphorie anstecken. Doch je näher der Termin rückte, desto mehr verlor ich den Überblick. Die vielen Ideen verwandelten sich in eine riesige To-do-Liste, die mich zunehmend überforderte. Dann kam auch noch die Depression dazu. Plötzlich fühlte ich mich völlig energielos, meine anfängliche Freude war wie weggeblasen. Jeder Gedanke an das Treffen löste Druck in mir aus, und ich konnte mich kaum noch aufraffen, irgendetwas zu erledigen. Ich war enttäuscht von mir selbst und hatte das Gefühl, wieder einmal an meinen eigenen Ansprüchen gescheitert zu sein. Zum Glück bemerkte meine Freundin, dass ich ins Straucheln geriet, und zog die Notbremse. Sie reduzierte das Programm deutlich und verteilte Aufgaben an andere. Erst war ich verunsichert, ob das Treffen so noch »gut genug« werden würde – aber dann war ich einfach nur erleichtert. Am Ende wurde es ein wunderbares Klassentreffen, auch ohne das große Rahmenprogramm. Diese Erfahrung hat mir gezeigt, dass weniger manchmal mehr ist – und dass realistische Arbeitsschritte am Ende oft erfolgreicher sind als Perfektionismus und Überforderung«.

Strategien gegen Selbstzweifel

Menschen mit ADHS neigen ohnehin zu Selbstzweifeln und einem schlechten Selbstwertgefühl – eine Depression kann diese negativen Gedanken noch verstärken. Deshalb ist es hilfreich, Strategien zur Kontrolle dieser destruktiven Denkmuster zu entwickeln.

Eine bewährte Methode ist zum Beispiel die Gedankenstopp-Technik: Wenn negative Gedanken aufkommen (»ich schaffe das sowieso nicht«), aktiv bewusst Stopp sagen und den Gedanken durch eine realistische Alternative ersetzen (»ich nehme mir heute nur einen kleinen Schritt vor – das ist machbar«).

Wer eine Psychotherapie macht, kann gemeinsam mit der Therapeutin oder dem Therapeuten individuelle Strategien erarbeiten. Kognitive Verhaltenstherapie (KVT) kann hier besonders hilfreich sein, da sie dabei unterstützt, schädliche Denkmuster zu erkennen und gezielt zu verändern.

Notfallplan für emotionale Krisen

Trotz aller Vorsichtsmaßnahmen kann es immer wieder zu emotionalen Krisen kommen. Deshalb ist es wichtig, vorbereitet zu sein und einen persönlichen Notfallplan zu haben.

Was bedeutet das?

Ein Notfallplan hilft, sich in akuten Stress- oder Krisensituationen selbst zu stabilisieren, bevor es eskaliert. Er sollte individuell angepasst und möglichst gemeinsam mit einer Therapeutin oder einem Therapeuten entwickelt werden.

Wie sollte der Notfallplan aussehen?

Damit der Plan im Ernstfall tatsächlich hilft, müssen zwei Dinge bedacht werden:

- **Das richtige Format**
  - Ist eine Papierform besser, die sichtbar an einem festen Ort liegt?
  - Oder wäre eine digitale Version praktischer, etwa als Notiz im Smartphone oder als Sprachmemo?

- **Individuelle Inhalte**
  - Welche Situationen sind besonders belastend?
  - Welche Strategien haben in der Vergangenheit geholfen und was eher nicht?
  - Gibt es bestimmte Personen, die in Krisen hilfreich sein können?

Ein gut durchdachter Notfallplan kann eine wertvolle Unterstützung sein, um sich in schwierigen Momenten selbst zu helfen – und wenn nötig, rechtzeitig Hilfe von außen zu holen. Jeder Mensch ist unterschiedlich – deshalb sollte der Notfallplan persönlich angepasst werden. Wichtig ist, dass er leicht zugänglich und einfach umsetzbar ist, wenn es darauf ankommt.

Mein persönlicher Notfallplan

Was ich tun kann, wenn es mir plötzlich schlechter geht

Frühsymptome erkennen – Woran merke ich, dass es mir schlechter geht?

☐ Ich ziehe mich zurück.
☐ Ich bin schnell gereizt oder emotional instabil.
☐ Ich habe Probleme, morgens aufzustehen.
☐ Ich vernachlässige meine Alltagsroutinen (z. B. Essen, Körperpflege).
☐ Ich fühle mich hoffnungslos oder leer.
☐ Ich denke negativ über mich selbst oder meine Zukunft.

Was hilft mir in solchen Situationen?

☐ Ich lese meinen Notfallplan durch.
☐ Ich kontaktiere eine Vertrauensperson.
☐ Ich mache eine kurze körperliche Aktivität (z. B. Spaziergang, Dehnübung).
☐ Ich höre beruhigende Musik oder ein bekanntes Hörbuch.

- ☐ Ich versuche eine einfache Aufgabe zu erledigen (z. B. Bett machen, duschen).
- ☐ Ich erinnere mich daran: Diese Phase geht vorüber.

Wen kann ich kontaktieren?

- ☐ Meine Therapeutin/Meinen Therapeuten: ________________
- ☐ Eine Person aus meinem Umfeld, die mich unterstützt: ________________
- ☐ Notfallnummer (z. B. ärztlicher Bereitschaftsdienst): ________________

Langfristige Erinnerung für mich selbst:

- ☐ Ich habe schon früher schwierige Phasen überstanden.
- ☐ Ich darf Hilfe annehmen – das ist kein Zeichen von Schwäche.
- ☐ Ich bin mehr als meine Symptome.

Tipp

Am besten in ruhigen Zeiten ausfüllen – gemeinsam mit der behandelnden Person oder einer vertrauten Person. Den Plan griffbereit aufbewahren (z. B. im Portemonnaie oder als Screenshot auf dem Handy). Er kann auch eine wertvolle Gesprächsgrundlage für den nächsten Behandlungstermin sein.

S., 25 Jahre

»Immer, wenn ich zusätzlich zu meinen ADHS-Symptomen in eine depressive Phase gerate, überkommt mich eine tiefe Hoffnungslosigkeit. Beim ersten Mal hat mich das völlig überfordert – ich wusste einfach nicht, was ich tun sollte. In einer Therapiesitzung sprach ich das an. Meine Psychotherapeutin schlug vor, gemeinsam einen Notfallplan zu erstellen – schriftlich, Schritt für Schritt, wie eine Checkliste. Ehrlich gesagt fand ich das anfangs etwas simpel, fast schon kindlich. Aber ich vertraute ihr und probierte es aus. Und tatsächlich: Als ich das nächste Mal merkte, dass es wieder kippt, holte ich diesen Plan hervor. Allein das Gefühl, in dem Moment etwas in der Hand zu haben, hat mir Sicherheit gegeben. Ich musste nicht nachdenken, sondern konnte einfach abarbeiten, was da stand. Das half mir, aus der Lähmung herauszukommen und mir rechtzeitig die Hilfe zu holen, die ich brauchte.«

Den Alltag strukturieren

Ein strukturierter Alltag hilft allen Menschen – das ist allgemein bekannt. Doch die Umsetzung ist oft eine Herausforderung, insbesondere für Menschen mit ADHS. Kommt zusätzlich eine Depression hinzu, wird diese Herausforderung noch größer. Doch genau dann ist eine feste Tagesstruktur besonders wertvoll: Sie kann helfen, den Überblick zu behalten, Routinen zu schaffen und so den Tag weniger anstrengend zu gestalten.

Wo fange ich an? – Die Basis schaffen

Der erste Schritt besteht darin, ein Grundgerüst zu entwickeln, das jeden Tag funktioniert. Dabei sind Routinen von zentraler Bedeutung – feste Abläufe, die automatisch ablaufen und so wenig Energie wie möglich kosten. Ein guter Anfang ist es, jeden Tag zur gleichen Zeit aufzustehen und feste Zeiten für Mahlzeiten einzuhalten. Solche Routinen helfen nicht nur, den Tag zu strukturieren, sondern erleichtern auch die regelmäßige Einnahme von Medikamenten. Besonders bei ADHS-Medikamenten, die oft nach dem Essen eingenommen werden müssen, kann eine feste Routine dabei helfen, keine Dosis zu vergessen.

Neben festen Zeiten sind Ankerpunkte wie Morgen- oder Abendrituale hilfreich. Ein kleines Ritual am Morgen, wie ein kurzer Spaziergang oder eine Tasse Tee in Ruhe, kann helfen, den Tag mit einer klaren Struktur zu beginnen. Abendrituale, wie ein entspannendes Bad oder eine kurze Meditation, unterstützen einen besseren Schlaf – besonders wichtig, da viele Menschen mit ADHS und Depressionen unter Einschlafproblemen leiden.

Prioritäten setzen – eine der größten Herausforderungen

Nachdem das Grundgerüst steht, geht es um die Frage: Wie organisiere ich meine täglichen Aufgaben? Die wohl größte Schwierigkeit für Menschen mit ADHS ist es, Wichtiges von Unwichtigem zu unterscheiden. Das sogenannte Setzen von Prioritäten fällt oft schwer, weil alles gleichzeitig wichtig erscheint oder Reize von außen schnell ablenken. Eine bewährte Methode, um den Einstieg zu erleichtern, ist die »2-Minuten-Regel«: **Alle Aufgaben, die in weniger als zwei Minuten erledigt werden können, sofort machen**.

So verhindert man, dass Kleinigkeiten die To-do-Liste unnötig füllen. Alle anderen Aufgaben müssen nach Dringlichkeit sortiert werden – hier können Farbmarkierungen, Prioritätenlisten oder digitale Kalender helfen.

Ein weiterer hilfreicher Tipp ist es, bewusst Zeitpuffer in den Tagesplan einzuarbeiten. ADHS-Betroffene unterschätzen oft, wie lange eine Aufgabe tatsächlich dauert, oder geraten unter Stress, wenn unerwartete Dinge dazwischenkommen. Ein täglicher Zeitpuffer von 15–30 Minuten hilft, solche unvorhergesehenen Ereignisse besser abzufangen.

Mini-Checkliste: »Tagesplanung bei ADHS – worauf achten?«

☐ **Realistisch bleiben**
Plane nicht zu viele Aufgaben für einen Tag ein – lieber weniger, aber dafür wirklich machbar.

- ☐ **Zeitpuffer einbauen**
  Unvorhergesehenes passiert – plane zwischen Terminen und Aufgaben bewusst Pausen oder Pufferzeiten ein.
- ☐ **Kurze Einheiten planen**
  Teile größere Aufgaben in kleinere, überschaubare Schritte auf. 20- bis 30-Minuten-Einheiten mit kleinen Pausen dazwischen sind oft ideal.
- ☐ **Feste Routinen etablieren**
  Wiederkehrende Aufgaben (z. B. morgendliche Abläufe) möglichst immer zur gleichen Zeit erledigen. Das spart Energie und reduziert Entscheidungsmüdigkeit.
- ☐ **Pausen nicht vergessen**
  Auch Erholung muss geplant sein! Kurze Pausen helfen, Konzentration und Energie aufrechtzuerhalten.
- ☐ **Dringlichkeit und Wichtigkeit unterscheiden**
  Nicht alles muss sofort erledigt werden. Hilfreich ist ein einfaches System: Was ist dringend, was ist wichtig, was kann warten?
- ☐ **Flexibel bleiben**
  Wenn etwas nicht klappt: Nicht entmutigen lassen! Tagespläne dürfen angepasst oder am nächsten Tag fortgeführt werden.
- ☐ **Motivierende Elemente einbauen**
  Plane auch Dinge ein, die Freude machen – zur Belohnung oder als bewusste Unterbrechung.

Tipp

Ein gut geplanter Tag ist kein starrer Ablauf – sondern eine Orientierungshilfe. Wer schriftlich plant (digital oder analog), hat eine bessere Übersicht und vergisst weniger. Und: Der Plan kann beim nächsten Behandlungstermin helfen, aktuelle Herausforderungen anschaulich zu machen.

G., 36 Jahre

»Ich habe mir jahrelang ellenlange To-do-Listen geschrieben – aber am Ende kaum etwas davon geschafft. Anfangs dachte ich, es liegt einfach an mangelnder Disziplin oder Motivation. Erst in einem Gespräch mit meinem Therapeuten wurde mir bewusst, woran es wirklich lag: Für mich war jede Aufgabe gleich wichtig. Ich konnte nicht zwischen ›wichtig‹ und ›dringend‹ unterscheiden – und das blockierte mich komplett. Diese Erkenntnis war ein echter Aha-Moment. Ich begann, neue Strategien auszuprobieren: Als Erstes strich ich alle Aufgaben von der Liste, die in wenigen Minuten erledigt werden konnten – die machte ich sofort. Dann sortierte ich den Rest nach Priorität und trug die wichtigsten Punkte gezielt in einen Wochenplan ein. Am Anfang war das gar nicht so einfach. Es fiel mir schwer, alte Gewohnheiten loszulassen. Aber mit der Zeit wurde es zu einem festen Ritual: Jeden Abend überprüfe ich meine Aufgaben, setze Prioritäten und passe meinen Plan für die Woche an. Ich merke, dass mich das deutlich entlastet – und ich habe das Gefühl, wieder mehr Kontrolle über meinen Alltag zu haben.«

Struktur im Arbeitsumfeld – der Arbeitsplatz als Unterstützung

Um Aufgaben effizient zu erledigen, spielt auch die Gestaltung des Arbeitsplatzes eine wichtige Rolle. Klare Strukturen mit übersichtlichen Ablagen, beschrifteten Ordnern und einem möglichst aufgeräumten Schreibtisch helfen, Ablenkungen zu minimieren. Auch Erinnerungssysteme müssen bewusst gewählt und an individuelle Bedürfnisse angepasst werden.

Visuelle Erinnerungen wie Post-its oder große Wandkalender können nur helfen, wenn sie an den richtigen Stellen angebracht werden. Ein Patient von mir hatte beispielsweise immer wieder wichtige Unterlagen vergessen, bevor er das Haus verließ. Die Lösung: Selbst gestaltete Zettel mit kurzen, prägnanten Botschaften direkt an der Wohnungstür – das half ihm enorm.

F., 28 Jahre

»Ich habe mich lange geschämt zuzugeben, dass ich es nicht schaffe, pünktlich zu meinen Vorlesungen zu gehen. Ich habe viele Strategien ausprobiert. Ein Freund hat mir geraten, zwei Wecker aufzustellen. Einen neben dem Bett und einen weit weg, damit ich aufstehen muss, um ihn auszuschalten. Auch das hat nichts geholfen. Erst als ich mit meinem Therapeuten vereinbart habe, ihm Fotos aus dem Seminarraum zu schicken, als Beweis, dass ich da bin, funktionierte es. Ich war selbst überrascht und erkannte, dass ich meine eigenen Methoden finden muss.«

Das Beispiel zeigt, dass es oft nicht die Standardlösungen sind, die helfen – sondern individuelle Anpassungen. Gerade ADHS-Betroffene profitieren von kreativen und außergewöhnlichen Strategien. Dasselbe gilt für den Arbeitsplatz: Eine durchdachte, auf die eigenen Bedürfnisse abgestimmte Struktur kann den entscheidenden Unterschied machen, um zuverlässig und effizient zu arbeiten.

Dranbleiben und flexibel bleiben

Die Erkenntnis, dass eine feste Alltagsstruktur entscheidend ist, um ADHS-Symptome zu bewältigen, ist ein wichtiger erster Schritt. Besonders bei einer gleichzeitig bestehenden Depression kann eine etablierte Routine helfen, typische Symptome wie das Morgentief zu überwinden. Doch: Kein Plan ist perfekt von Anfang an!

Oft funktioniert der erste Tagesplan nicht – das bedeutet nicht, dass die Strategie gescheitert ist, sondern dass sie angepasst werden muss. Es lohnt sich, verschiedene Methoden auszuprobieren und herauszufinden, was individuell am besten funktioniert. Unterstützung kann hierbei auch in einer Psychotherapie erfolgen, in der gemeinsam mit einer Fachperson sinnvolle Strukturen erarbeitet werden.

Letztlich geht es darum, eine Alltagsstruktur zu entwickeln, die langfristig funktioniert – individuell angepasst an die eigenen Bedürfnisse und mit ausreichend Flexibilität, um auf Veränderungen reagieren zu können. Dranbleiben lohnt sich!

R., 32 Jahre

»In der Psychoedukationsgruppe hörte ich zum ersten Mal, wie hilfreich ein strukturierter Tagesplan sein kann – besonders bei ADHS. Also beschloss ich, es selbst auszuprobieren. Ich setzte mich motiviert an meinen digitalen Kalender und füllte ihn mit allen Aufgaben für den nächsten Tag. Innerhalb kürzester Zeit stand mein kompletter Tagesablauf. Alles wirkte perfekt durchgetaktet. Am nächsten Morgen wollte ich direkt loslegen – ganz nach Plan. Der erste Punkt war die Morgenroutine. Ich hatte großzügige zehn Minuten dafür eingeplant. Schon da merkte ich, dass das zu knapp war. Ich hetzte durch die Wohnung, um rechtzeitig zur Bushaltestelle zu kommen. Den Bus erreichte ich nur, weil er ausnahmsweise Verspätung hatte. Kurz darauf rief mein Steuerberater an – er brauchte dringend eine Unterschrift. Ich spürte, wie mein Stresslevel stieg. Für so etwas war gar keine Zeit im Plan vorgesehen. Am Nachmittag hatte ich einen Termin bei meiner Psychotherapeutin. Ich zeigte ihr stolz meinen Kalender – und sie war grundsätzlich begeistert von meinem Engagement. Aber sie sah sofort das Problem: Der Plan war viel zu voll. Sie gab mir Tipps, auf die ich selbst nie gekommen wäre: Zeitpuffer einbauen für Unvorhergesehenes, Pausen fest einplanen – und Aufgaben realistisch bemessen. Es war eine große Erleichterung zu merken, dass ich gar nicht alles falsch gemacht hatte, sondern nur etwas Hilfe brauchte, um meinen Plan alltagstauglich zu machen. Seitdem arbeite ich mit mehr Flexibilität – und es funktioniert deutlich besser.«

ADHS-Superkräfte – Stärken erkennen und nutzen

Menschen mit ADHS kämpfen oft mit vielen Herausforderungen – Unordnung, Konzentrationsprobleme, Impulsivität. Dabei wird leicht übersehen, dass ADHS nicht nur Schwierigkeiten, sondern auch besondere Stärken mit sich bringt. Diese »ADHS-Superkräfte« können in vielen Bereichen des Lebens von Vorteil sein, wenn man sie bewusst einsetzt und richtig steuert.

Welche Stärken bringt ADHS mit sich?

- **Kreativität & unkonventionelles Denken** – Menschen mit ADHS haben oft außergewöhnliche Ideen und können »out of the box« denken. Viele erfolgreiche Künstlerinnen, Erfinder und Unternehmer haben ADHS.
- **Hyperfokus** – Wenn das Interesse geweckt ist, können Menschen mit ADHS stundenlang hochkonzentriert arbeiten und produktiv sein.
- **Spontanität & Flexibilität** – Sich schnell auf neue Situationen einstellen, unvorhergesehene Probleme lösen, Dinge aus dem Stegreif improvisieren – das fällt vielen mit ADHS leicht.
- **Hohe Energie & Begeisterungsfähigkeit** – ADHS kann mit einer großen inneren Antriebskraft einhergehen. Begeisterung kann anstecken sein und andere motivieren.
- **Empathie & soziale Intuition** – Viele Menschen mit ADHS haben ein besonderes Gespür für Stimmungen und Emotionen anderer.
- **Widerstandskraft & Durchhaltevermögen** – Wer sich sein Leben lang immer wieder anpassen und neue Strategien entwickeln musste, entwickelt oft eine erstaunliche innere Stärke.

Wie kann ich meine ADHS-Stärken nutzen?

✓ **Erkenne deine individuellen Stärken** – Statt sich nur auf Defizite zu konzentrieren, ist es hilfreich, bewusst auf die eigenen Stärken zu achten. Was gelingt dir besonders gut? Wann fühlst du dich in deinem Element?

✓ **Setze deine Energie gezielt ein** – ADHS bedeutet oft, zwischen Hochphasen und Antriebslosigkeit zu schwanken. Es kann helfen, wichtige Aufgaben dann zu erledigen, wenn die Energie gerade hoch ist.

✓ **Schaffe dir ein Umfeld, das deine Stärken fördert** – Manche Berufe oder Arbeitsweisen sind besonders gut für ADHS geeignet, zum Beispiel Jobs mit kreativen oder abwechslungsreichen Aufgaben.

✓ **Nutze Hyperfokus strategisch** – Wenn du einmal tief in eine Aufgabe eintauchst, kannst du unglaublich produktiv sein. Setze bewusst Timer oder Erinnerungen, um Pausen nicht zu vergessen.

✓ **Lerne, deine Impulsivität als Vorteil zu sehen** – In manchen Situationen kann schnelles Handeln ein Geschenk sein, etwa in kreativen Prozessen oder Berufen mit spontanen Herausforderungen.

P., 29 Jahre

»Ich habe lange gedacht, dass ADHS nur ein Problem ist. Erst als ich mich näher mit dem Thema beschäftigte, habe ich gemerkt, dass ich einige Dinge richtig gut kann – ich finde schnell kreative Lösungen, kann mich total in ein Thema vertiefen und bin gut darin, neue Menschen kennenzulernen. Früher hat mich meine Impulsivität gestört, aber heute weiß ich, dass sie mir auch hilft: Sie bringt mich dazu, neue Dinge auszuprobieren, die ich mich sonst nicht getraut hätte. Ich habe gelernt, meine ›Superkräfte‹ besser zu steuern, anstatt gegen sie anzukämpfen.«

Soziale Beziehungen gestalten – Unterstützung annehmen

Ein unterstützendes soziales Umfeld kann im Umgang mit ADHS und Depression eine große Hilfe sein – gleichzeitig fällt es vielen Betroffenen schwer, über ihre Symptome zu sprechen oder Unterstützung anzunehmen. Unsicherheiten darüber, was, wann und wie viel man anderen mitteilen sollte, sind völlig normal. Es gibt keine allgemeingültige Regel, doch einige Strategien können helfen, den Austausch mit Familie, Freundinnen/Freunden und dem beruflichen Umfeld bewusster zu gestalten.

Kommunikation mit dem Umfeld

Viele Betroffene fragen sich, wie offen sie mit ihren Angehörigen oder Freundinnen/Freunden über ihre Diagnose sprechen sollten. Die Sorge vor Unverständnis oder negativen Reaktionen kann hemmen, doch das bedeutet nicht, dass man gar nicht darüber reden sollte. Es ist sinnvoll, das Thema dosiert und situationsabhängig anzugehen, anstatt gleich alles offenzulegen.

Besonders herausfordernd kann es sein, wenn eine ADHS erst im Erwachsenenalter diagnostiziert wird. Eltern reagieren in solchen Fällen nicht selten mit Schuldgefühlen oder sehen die Diagnose als eine Art Vorwurf, weil sie die Schwierigkeiten in der Kindheit nicht erkannt haben. In solchen Gesprächen hilft es, sich bewusst zu machen, dass nicht jeder sofort ein tiefes Verständnis für ADHS oder Depressionen hat. Es braucht oft Zeit, bis das Gegenüber die Situation nachvollziehen kann.

Auch im beruflichen Umfeld kann es wichtig sein, sorgfältig abzuwägen, wem man welche Informationen mitteilt. Leider gibt es immer noch Vorurteile – deshalb kann eine gute Vorbereitung sinnvoll sein. Ein Gespräch mit der Therapeutin oder dem Therapeuten kann helfen, mögliche Reaktionen abzuwägen und Strategien für schwierige Gespräche zu entwickeln. In manchen Fällen kann auch eine rechtliche Beratung sinnvoll sein, um zu klären, welche Schutzrechte und Unterstützungsmöglichkeiten am Arbeitsplatz bestehen.

Unabhängig davon, mit wem man spricht: Nichts muss überstürzt werden. Es ist hilfreich, sich im Vorfeld zu überlegen, welche Informationen man preisgeben möchte und wie man auf mögliche Rückfragen reagiert. Eine offene, aber wohldosierte Kommunikation kann dabei helfen, Unterstützung zu erhalten, ohne sich selbst unnötig angreifbar zu machen.

L., 20 Jahre

»Als ich meine Ausbildung anfing, war ich unsicher, ob ich über meine Schwierigkeiten sprechen sollte. Ich hatte Angst, dass man mich für nicht leistungsfähig hält oder mir nicht zutraut, den Anforderungen gerecht zu werden. Also schwieg ich und versuchte, mich irgendwie durchzuschlagen. Nach ein paar Monaten sah ich zufällig ein betriebsinternes Weiterbildungsangebot zum Thema Zeitmanagement. Sofort dachte ich: Das könnte genau das sein, was ich brauche! Aber dann kamen wieder die Zweifel. Was denken die anderen, wenn ich mich anmelde? Wirkt das schwach? Zeige ich damit, dass ich nicht gut genug bin? Ich war kurz davor, das Angebot für mich abzuhaken, als ich zufällig eine Kollegin aus dem Nachbarbüro darüber sprechen hörte. Sie erzählte begeistert, wie sehr ihr das Seminar geholfen hatte, effizienter zu arbeiten. Das war der Moment, in dem ich merkte: Sich Unterstützung zu holen hat nichts mit Schwäche oder Krankheit zu tun – es ist ein normaler und sinnvoller Schritt. Also meldete ich mich an. Und es war eine der besten Entscheidungen, die ich getroffen habe. Ich lernte nicht nur, wie ich meinen Arbeitsalltag besser strukturieren kann, sondern auch, dass man Vorgesetzte punktuell um Unterstützung bitten kann, ohne gleich über persönliche Schwierigkeiten oder Diagnosen zu sprechen. Diese Erkenntnis hat mir enorm geholfen – und mir die Angst genommen, mich in Zukunft rechtzeitig um passende Hilfen zu kümmern.«

Angehörige einbinden – Hilfe mit klaren Grenzen

Viele Angehörige möchten helfen, wissen aber nicht genau, wie. Manchmal versuchen sie »Lösungen« zu finden, die für Betroffene gar nicht umsetzbar sind – oder sie setzen sich selbst unter Druck, stets für Unterstützung sorgen zu müssen. Hier hilft eine offene Kommunikation: Welche Art der Hilfe ist wirklich hilfreich? Wo sind Grenzen?

Eine Möglichkeit, das zu klären, ist ein gemeinsames Angehörigengespräch in der Therapie. Solche Gespräche bieten eine strukturierte Gelegenheit, die wichtigsten Punkte zu besprechen, zum Beispiel:

- Welche Symptome belasten aktuell am meisten?
- In welchen Bereichen wünschen sich Betroffene konkrete Unterstützung?
- Wo sollten Angehörige sich eher zurückhalten, um eine Überforderung zu vermeiden?

Es gibt viele Möglichkeiten, wie Angehörige helfen können – von praktischer Unterstützung bei der Alltagsstruktur über gemeinsame Freizeitaktivitäten bis hin zur Funktion als Notfallkontakt in Krisenzeiten. Doch auch Angehörige brauchen Unterstützung. Beratungsstellen oder Angehörigengruppen können ihnen helfen, eigene Belastungen besser zu bewältigen.

Die Unterstützung sollte individuell abgestimmt sein – mit klaren Absprachen, die für beide Seiten funktionieren. Sowohl Betroffene als auch Angehörige sollten offen über ihre Grenzen sprechen können, um eine Überforderung zu vermeiden.

K., 23 Jahre

»Lange habe ich überlegt, ob ich meinen Eltern sagen soll, warum ich solche Schwierigkeiten mit meinem Studium habe. Schließlich entschied ich mich, es während eines Besuchs anzusprechen. Ich erklärte ihnen, dass ich ADHS und Depressionen habe. Meine Mutter reagierte zunächst schockiert: ›Das kann doch gar nicht sein! Das hätte ich doch gemerkt.‹ Sie verwies darauf, dass auch meine Lehrer nie etwas gesagt hätten. Am nächsten Tag kam sie auf das Thema zurück und fragte mich, was man dagegen tun kann. Ich erzählte ihr von meiner aktuellen Behandlung und empfahl ihr einen Podcast einer Betroffenen. Ich merkte, dass sie mir helfen wollte – aber nicht genau wusste, wie. Plötzlich begann sie, mich ständig anzurufen und sich Sorgen zu machen, wenn ich nicht sofort erreichbar war oder nur kurz Zeit zum Telefonieren hatte. Ich fühlte mich von ihrer Fürsorge überfordert und wusste nicht, wie ich das ansprechen sollte. Ich sprach mit meinem Psychotherapeuten darüber, und er empfahl mir ein Angehörigengespräch. Das war genau die richtige Entscheidung. Meine Mutter konnte viele Fragen stellen, und wir haben gemeinsam besprochen, welche Art von Unterstützung für mich hilfreich ist und wo meine Grenzen liegen. Seitdem läuft es viel besser zwischen uns. Sie versteht jetzt, dass sie mir nicht ständig helfen muss, sondern einfach für mich da sein kann, wenn ich sie brauche.«

Umgang mit Missverständnissen und Stigmatisierung

Nicht jede Reaktion auf eine Diagnose fällt positiv aus. ADHS und Depression sind leider immer noch mit Vorurteilen behaftet – sei es die Annahme, dass ADHS eine »Modeerscheinung« sei oder dass Menschen mit Depressionen sich nur »mehr anstrengen« müssten. Solche Aussagen können verletzend sein, lassen sich aber nicht immer vermeiden.

In solchen Situationen hilft es, sachlich zu bleiben und – falls das Gegenüber offen für Informationen ist – auf seriöse Informationsquellen zu verweisen. Doch nicht jede Diskussion lohnt sich. Nicht jeder wird Verständnis aufbringen, und das ist in Ordnung. Viel wichtiger ist es, sich auf Menschen zu konzentrieren, die bereit sind, einen so zu akzeptieren, wie man ist.

Gerade in Zeiten, in denen Selbstzweifel oder emotionale Krisen überwiegen, kann es hilfreich sein, bewusst soziale Kontakte zu suchen, die stärken – und sich von denen zu distanzieren, die belasten. Unterstützung und Akzeptanz im eigenen Umfeld zu finden, ist oft ein Prozess – aber einer, der sich langfristig lohnt.

Strategien im Umgang mit Stigmatisierung und Missverständnissen

- **Ruhe bewahren** – Emotionale Angriffe oder Unverständnis sind verletzend, aber nicht Ihre Verantwortung.
- **Informieren statt rechtfertigen** – Wer wirklich interessiert ist, wird zuhören. Für andere reicht ein kurzer Hinweis auf verlässliche Informationsquellen.
- **Grenzen setzen** – Sie müssen nicht jede Diskussion führen und auch nicht jede Person in Ihr Inneres einweihen.
- **Verlässliche Unterstützer identifizieren** – Wer gibt Ihnen Kraft? Wer zieht Sie runter? Entscheidungen im Umgang mit anderen dürfen bewusst getroffen werden.
- **Selbstfürsorge geht vor** – Rückzug ist kein Versagen, sondern manchmal notwendig, um sich selbst zu schützen.

L., 28 Jahre

»Als ich meiner Kollegin erzählt habe, dass ich ADHS habe, sagte sie nur: ›Ach, das hat ja heute jeder.‹ Ich war total vor den Kopf gestoßen, fühlte mich nicht ernst genommen. Früher hätte ich versucht, mich zu rechtfertigen oder alles zu erklären – diesmal nicht. Ich sagte nur: ›Das ist eine medizinisch anerkannte Diagnose und ich bekomme eine Behandlung, die mir hilft.‹ Danach habe ich das Gespräch beendet. Später habe ich mit einer Freundin darüber gesprochen, die sehr interessiert war und mehr wissen wollte. Wir haben lange geredet, und ich war überrascht, wie viel Verständnis sie hatte. Das hat mir gezeigt, dass ich nicht jede Diskussion führen muss – sondern mir gut überlegen kann, mit wem ich über meine Diagnose spreche. Ich muss nicht alle überzeugen – es reicht, wenn ich mich mit Menschen umgebe, die mich unterstützen.«

Musik als Konzentrationshilfe – warum sie bei ADHS helfen kann

Musik begleitet uns täglich – beim Sport dient sie als Rhythmusgeber, beim Autofahren hilft sie gegen Müdigkeit, und für viele ist sie einfach nur ein angenehmer Hintergrundsound. Doch kann Musik auch gezielt als Konzentrationshilfe genutzt werden? Die meisten Menschen brauchen zum Lernen oder Arbeiten absolute Ruhe, insbesondere wenn es um das Lesen oder Verfassen von Texten geht. Viele Menschen mit ADHS hingegen berichten genau das Gegenteil: Sie können sich mit Musik im Hintergrund deutlich besser und länger konzentrieren. Manche haben sogar eine feste »Lernmusik«, die sie über Jahre hinweg begleitet. Aber warum ist das so?

Es gibt Hinweise darauf, dass Musik bei ADHS helfen kann, die Aufmerksamkeit zu bündeln. Menschen mit ADHS haben oft eine instabile Erregungsregulation (*Arousal*), das bedeutet, dass sie entweder zu wenig oder zu viel Wachheit haben. Musik kann diesen Zustand stabilisieren: Sie kann einerseits beruhigen und übermäßige Ablenkbarkeit verringern, andererseits auch die Motivation und den Antrieb steigern, wenn eine Aufgabe langweilig erscheint.

Tipp

Der Einsatz von Musik im Alltag:

- **Ruhige Instrumentalmusik** kann helfen, sich bei kognitiv anspruchsvollen Aufgaben besser zu konzentrieren.
- **Rhythmische Musik** kann beim Arbeiten oder Lernen unterstützen, wenn Motivation fehlt.
- **White Noise oder Naturgeräusche** können störende Umgebungsgeräusche überdecken.
- **Musik als Routineanker nutzen** – Eine bestimmte Playlist für die Morgenroutine, Lernphasen oder zum Einschlafen kann helfen, Abläufe zu automatisieren.

K., 23 Jahre

»Ich habe schon als Kind beim Lernen für die Schule immer den gleichen Song gehört. Ich weiß nicht, wie ich auf die Idee kam, aber ich erinnere mich, wie meine Mutter immer deswegen schimpfte. Als ich für mein Studium lernen musste und ich große Probleme hatte mich zu konzentrieren, erinnerte ich mich daran und hörte Musik über Kopfhörer. Ich merkte, dass vor allem ein bestimmter Rhythmus sehr hilfreich war. Ich habe mir sogar eine Playlist fürs Lernen zusammengestellt. Das ist richtig hilfreich.«

Gesunde Gewohnheiten für Körper und Geist

Schlafhygiene – besser schlafen, besser fühlen

Viele Menschen mit ADHS und Depressionen leiden unter Schlafstörungen. Besonders wenn depressive Symptome vorliegen, können Probleme beim Einschlafen, nächtliches Erwachen oder ein nicht erholsamer Schlaf die Konzentration und Stimmung zusätzlich verschlechtern. Hier kann eine gute Schlafhygiene helfen – also gezielte Maßnahmen, um den Schlaf zu verbessern.

Dazu gehören:

- ✓ **Feste Schlaf- und Aufwachzeiten** – Ein regelmäßiger Rhythmus stabilisiert den Schlaf.
- ✓ **Ein schlafförderndes Umfeld** – Ein kühles, ruhiges, dunkles Schlafzimmer ohne Ablenkungen.
- ✓ **Verzicht auf Störfaktoren** – Kein Medienkonsum im Bett, kein Koffein, schwere Mahlzeiten oder Alkohol am Abend.
- ✓ **Rituale zur Entspannung** – Etwa eine warme Dusche, leise Musik oder eine Tasse Milch mit Honig.

Oft braucht es etwas Geduld, bis sich eine Verbesserung zeigt. Wer weiterhin mit Schlafproblemen kämpft, sollte mit einer Therapeutin oder einem Therapeuten darüber sprechen. Auch digitale Lösungen wie spezielle Apps können unterstützen. Wichtig ist, konsequent dranzubleiben und die für sich passende Methode zu finden.

J., 42 Jahre

»Ich leide seit vielen Jahren unter wiederkehrenden Depressionen, die Diagnose ADHS kam erst später dazu. Schlafprobleme kenne ich seit meiner Kindheit. Ich kann mich erinnern, dass ich oft bis tief in die Nacht wach lag – und irgendwann entwickelte ich eine richtige Abneigung gegen das Schlafengehen. Ich wollte einfach nicht ins Bett, weil ich wusste, dass ich dort sowieso nur wach liegen würden. Zum ersten Mal hörte ich während eines Klinikaufenthalts von Schlafhygiene. Eine Psychologin gab mir eine Liste mit Maßnahmen, die total simpel klangen. Ehrlich gesagt dachte ich erst: *Das mache ich doch alles schon!* Aber als ich genauer hinsah, wurde mir klar: Ich lag immer mit meinem Laptop und Handy im Bett, Nachrichten kamen auch nachts rein. Ich versuchte, alles umzusetzen – aber es war gar nicht so einfach, alte Gewohnheiten abzulegen. Eines Nachts in der Klinik konnte ich mal wieder nicht schlafen. Die Nachtschwester brachte mir eine heiße Milch mit Honig. Ich hätte nie gedacht, dass so etwas Banales helfen könnte – aber es wirkte! Seitdem ist es mein persönliches Schlafritual geworden. Natürlich habe ich immer wieder Phasen, in denen es schwerfällt, aber insgesamt hat sich mein Schlaf verbessert. Und das allein macht schon einen Unterschied.«

Bewegung – ein natürlicher Stimmungsaufheller

Sowohl Menschen mit ADHS als auch Depressionen profitieren von regelmäßiger Bewegung. Dabei geht es nicht um Hochleistungssport – schon ein täglicher Spaziergang kann helfen, Stress abzubauen und die Stimmung zu heben.

Praktische Ideen für mehr Bewegung:

✓ **Alltagswege aktiv gestalten** – Einkäufe zu Fuß erledigen oder eine Haltestelle früher aussteigen.
✓ **Ein Bewegungstagebuch führen** – Ob digital oder auf Papier, das motiviert und schafft Struktur.
✓ **Bewegung in Gesellschaft** – Mit Freundinnen/Freunden oder in einer Gruppe fällt es oft leichter.

Besonders Menschen mit ADHS tun sich oft schwer, Routinen aufrechtzuerhalten. Deshalb ist es wichtig, die richtige Aktivität für sich zu finden und sie fest in den Tagesablauf zu integrieren – ganz nach dem Motto: klein anfangen, dranbleiben, Spaß haben.

N., 34 Jahre

»Ich wusste, dass Bewegung helfen soll – aber ich habe es nie geschafft, dranzubleiben. Joggen klang nach Überforderung, und ins Fitnessstudio zu gehen fühlte sich zu kompliziert an. Meine Therapeutin schlug vor, einfach mit zehn Minuten Spazierengehen zu beginnen – am besten immer zur gleichen Uhrzeit. Ich habe es ausprobiert und gemerkt, dass es mir nach ein paar Tagen wirklich besser ging. Vor allem in Phasen, in denen meine depressive Stimmung schwer wog, war der Spaziergang wie ein kleiner Anker. Inzwischen gehe ich fast jeden Morgen raus – mit Musik oder einem Podcast im Ohr. Es ist keine riesige Veränderung, aber es hilft mir, den Tag strukturierter und etwas zuversichtlicher zu beginnen.«

Ernährung – Treibstoff für Körper und Geist

Was wir essen, beeinflusst nicht nur unseren Körper, sondern auch unser psychisches Wohlbefinden. Besonders Menschen mit ADHS und Depressionen profitieren von einer gesunden Ernährung.

✓ **Regelmäßige Mahlzeiten** – Schwankungen im Blutzuckerspiegel können Reizbarkeit und Konzentrationsprobleme verstärken. Kleine, nährstoffreiche Mahlzeiten über den Tag verteilt helfen, den Energiehaushalt stabil zu halten.

✓ **Hirnfreundliche Nährstoffe** – Omega-3-Fettsäuren (z. B. in fettem Fisch oder Leinöl), Magnesium (z. B. in Nüssen oder Vollkornprodukten) und B-Vitamine sind wichtig für die Gehirnfunktion.

✓ **Ausreichend trinken** – Dehydration kann Müdigkeit und Konzentrationsprobleme verstärken. Besonders Wasser und ungesüßter Tee sind empfehlenswert.

Wie bei Schlaf und Bewegung gilt auch hier: Es geht nicht um Perfektion, sondern darum, herauszufinden, was einem guttut und realistische Veränderungen in den Alltag zu integrieren.

Medikamente und Psychotherapie gezielt nutzen

Medikamentöse Behandlung – realistische Erwartungen und informierte Entscheidungen

Für ADHS und Depressionen gibt es wirksame Medikamente. Trotzdem haben viele Menschen Vorbehalte gegenüber Psychopharmaka – aus Angst vor Abhängigkeit, Nebenwirkungen oder einer Veränderung der Persönlichkeit. Diese Sorgen sind nachvollziehbar, aber oft beruhen sie auf Unsicherheiten oder Fehlinformationen. Deshalb ist es wichtig, seriöse Informationsquellen zu nutzen und sich gut beraten zu lassen.

Häufige Fragen zur medikamentösen Behandlung bei ADHS und Depression

- **Muss ich die Medikamente ein Leben lang nehmen?**
  Nicht unbedingt. Die Dauer der Einnahme hängt vom individuellen

Verlauf ab. Bei ADHS kann eine längerfristige Behandlung sinnvoll sein, bei Depressionen meist nur über einen bestimmten Zeitraum. Wichtig ist eine regelmäßige ärztliche Begleitung, um gemeinsam zu entscheiden, wann ein Absetzen möglich und sinnvoll ist.

- **Mache ich mich mit Psychostimulanzien abhängig?**
  Die in der ADHS-Behandlung eingesetzten Medikamente gelten bei richtiger ärztlicher Anwendung nicht als suchterzeugend. Missbrauchsgefahr besteht vor allem dann, wenn sie ohne ärztliche Kontrolle oder nicht wegen ADHS eingenommen werden.
- **Was ist, wenn ich Nebenwirkungen habe?**
  Viele Nebenwirkungen (z. B. Appetitminderung, Schlafprobleme) sind vorübergehend und bessern sich nach einigen Tagen. Bleiben sie bestehen oder sind sie sehr belastend, sollte das Medikament angepasst oder gewechselt werden. Das ist nichts Ungewöhnliches und gehört zum Prozess dazu.
- **Können Medikamente meine Persönlichkeit verändern?**
  Medikamente sollen Symptome lindern – nicht die Persönlichkeit verändern. Manche Menschen empfinden sich zunächst als »gedämpft«, wenn z. B. die Hyperaktivität abnimmt. Wichtig ist, in engem Kontakt mit der behandelnden Person zu bleiben und Rückmeldung zu geben.
- Was **ist, wenn ich auch andere Medikamente nehme?**
  Sowohl bei ADHS-Medikamenten als auch bei Antidepressiva ist es wichtig, potenzielle Wechselwirkungen zu prüfen. Deshalb immer alle eingenommenen Medikamente (auch pflanzliche Mittel!) beim Arzt-/Ärztingespräch nennen.
- **Gibt es Alternativen zu Medikamenten?**
  Ja, z. B. Psychotherapie oder strukturierende Alltagshilfen. Oft ist die Kombination aus medikamentöser und nicht medikamentöser Behandlung am wirksamsten.

Hilfreiche Tipps für den Umgang mit Medikamenten

✓ **Das Arzt-/Ärztingespräch gut vorbereiten**
Notizen mit Fragen und Bedenken können helfen, nichts Wichtiges zu

vergessen. Ein vertrauensvoller und erfahrener Arzt oder Ärztin sollte alle Fragen beantworten und alternative Behandlungsmöglichkeiten mitbedenken.

✓ **Geduld in der Einstellungsphase**
Medikamente wirken nicht immer sofort. Gerade bei ADHS-Medikamenten und Antidepressiva kann es dauern, bis die richtige Dosis gefunden ist. Manche Nebenwirkungen lassen nach einigen Tagen nach – andere bedeuten, dass ein Wechsel nötig ist.

✓ **Ein Symptomtagebuch führen**
Ein einfaches Protokoll kann helfen, Veränderungen in Stimmung, Konzentration oder Nebenwirkungen besser zu erkennen und gemeinsam mit der Ärztin oder dem Arzt die Dosis zu optimieren.

✓ **Den Medikamentenplan schriftlich festhalten**
Gerade wenn mehrere Medikamente eingenommen werden oder verschiedene Ärztinnen oder Ärzte beteiligt sind, ist ein Medikamentenplan sinnvoll. Darin sollten Dosierungen, Einnahmezeiten und eventuelle Wechselwirkungen festgehalten werden.

✓ **Nicht jedes Medikament wirkt bei jeder Person gleich**
Manchmal ist ein Wechsel nötig, bevor das richtige Präparat gefunden wird. Doch in vielen Fällen lohnt sich die Geduld – denn eine gute medikamentöse Einstellung kann ein echter Game-Changer sein.

Mini-Checkliste: Gut vorbereitet ins Arztgespräch zum Thema Medikamente

- ☐ Welche Beschwerden belasten mich aktuell am meisten? (Motivation, Konzentration, Stimmung, Schlaf, Antrieb, ...)
- ☐ Welche Medikamente nehme ich bereits ein – auch pflanzliche Mittel oder Nahrungsergänzung? (Am besten schriftlich mitbringen!)
- ☐ Habe ich schon Erfahrungen mit Psychopharmaka gemacht? (Wirkung, Nebenwirkungen, Bedenken?)
- ☐ Was sind meine größten Sorgen oder Vorurteile gegenüber Medikamenten?

(Abhängigkeit, Nebenwirkungen, Veränderung der Persönlichkeit, ...)

- ☐ Was wünsche ich mir von der Behandlung?
  (Erleichterung im Alltag, mehr Antrieb, bessere Konzentration, ...)
- ☐ Bin ich bereit, ein Symptomtagebuch zu führen, um Wirkung und mögliche Nebenwirkungen im Blick zu behalten?
- ☐ Gibt es konkrete Fragen, die ich stellen möchte?
  (Einnahmezeiten, Kombination mit anderen Medikamenten, Alternativen, ...)

Tipp

Diese Checkliste kann eine wertvolle Gedankenstütze sein – gerade in stressigen Gesprächen oder bei Unsicherheit. Sie hilft, die wichtigsten Punkte nicht zu vergessen und gemeinsam mit der Ärztin oder dem Arzt die beste Lösung zu finden.

L., 40 Jahre

»Ich hatte lange Angst, Medikamente zu nehmen. Ich dachte, das würde mich verändern oder irgendwie ›falsch‹ machen. Als mein Arzt mir ein ADHS-Medikament vorschlug, war ich sehr skeptisch. Wir haben uns viel Zeit genommen, alles zu besprechen – auch meine Sorgen. Ich fing mit einer niedrigen Dosis an, und die ersten Tage war ich extrem angespannt. Mein Arzt erklärte mir, dass das anfangs normal sein kann und wir gemeinsam schauen würden, ob es besser wird. Ich habe ein kleines Notizbuch geführt, in dem ich jeden Tag aufgeschrieben habe, wie es mir geht. So konnten wir nach zwei Wochen die Dosis anpassen – und tatsächlich wurde es dann besser. Ich merkte, dass ich klarer denken konnte und weniger chaotisch war. Es hat ein paar Wochen gedauert, aber heute bin ich froh, dass ich es ausprobiert habe. Ich fühle mich nicht wie ein anderer Mensch – nur mehr wie ich selbst.«

Psychotherapie gezielt einsetzen

Neben Medikamenten kann eine Psychotherapie helfen, Symptome besser zu bewältigen und eigene Strategien zu entwickeln. Viele Techniken, die wir in diesem Kapitel besprochen haben, können in der Therapie individuell vertieft und angepasst werden.

Ein großes Problem sind die langen Wartezeiten auf einen Therapieplatz. Besonders in ländlichen Regionen kann es Monate dauern, bis ein Platz frei wird. Das kann frustrierend sein – vor allem, wenn man sich bereits überwinden musste, überhaupt Hilfe zu suchen.

Tipps, um die Suche zu erleichtern

✓ **Frühzeitig und breit suchen**
- Manchmal sind Therapeutinnen und Therapeuten in Nachbarstädten schneller verfügbar.
- Krankenkassen bieten Listen mit zugelassenen Therapeutinnen und Therapeuten an.
- Online-Suchportale helfen, freie Plätze zu finden.

✓ **Mehrere Anfragen gleichzeitig stellen**
Viele Therapeutinnen und Therapeuten haben lange Wartelisten. Es lohnt sich, direkt mehrere Praxen anzurufen und sich auf Wartelisten setzen zu lassen.

✓ **Hilfe von Angehörigen oder Freundinnen und Freunden nutzen**
Gerade bei ADHS kann es schwerfallen, dranzubleiben und mehrere Praxen zu kontaktieren. Es kann helfen, wenn eine vertraute Person bei der Suche unterstützt oder sogar mit anruft.

✓ **Psychotherapeutische Sprechstunden nutzen**
Seit einigen Jahren gibt es die Möglichkeit, eine psychotherapeutische Sprechstunde in Anspruch zu nehmen. Diese Termine sind kurzfristig verfügbar und helfen, eine erste Einschätzung zu bekommen und mögliche Therapieoptionen zu besprechen.

✓ **Alternative Angebote überbrücken**
Falls die Wartezeit lang ist, können Online-Therapieprogramme oder

Selbsthilfegruppen eine Unterstützung sein. Sie ersetzen keine Therapie, können aber helfen, erste Schritte zu gehen.

Die passende Therapie individuell gestalten

Damit eine Psychotherapie erfolgreich ist, kommt es auf Folgendes an:

- ✓ **Die richtige Therapieform zu wählen**
  Verhaltenstherapie, tiefenpsychologische Verfahren oder andere Ansätze – nicht jede Methode passt zu jeder Person. Eine erste Beratung kann helfen, die richtige Richtung zu finden.
- ✓ **Die passende Behandlerin oder den passenden Behandler zu finden**
  Die Chemie muss stimmen. Eine vertrauensvolle Beziehung zur Therapeutin oder zum Therapeuten ist entscheidend dafür, dass man offen über Probleme sprechen kann.
- ✓ **Eigene Bedürfnisse ernst zu nehmen**
  Nicht jede Technik oder jeder Therapieinhalt fühlt sich für jede Person hilfreich an. Wer sich mit bestimmten Übungen nicht wohlfühlt, sollte das ansprechen – Therapie ist keine Einbahnstraße.

Psychotherapie ist keine schnelle Lösung, sondern ein Prozess. Doch wer bereit ist, dranzubleiben und aktiv mitzuarbeiten, kann langfristig einen großen Gewinn für sich daraus ziehen.

Mini-Checkliste: Gut vorbereitet ins Erstgespräch Psychotherapie

- ☐ Was sind meine aktuellen Hauptprobleme? (z. B. Konzentration, Antriebslosigkeit, Stimmungsschwankungen)
- ☐ Wie lange bestehen diese Symptome schon? Haben sie sich verändert?
- ☐ Gibt es bestimmte Auslöser oder Muster, die ich erkannt habe?

- ☐ Welche bisherigen Behandlungen oder Diagnosen gab es (inkl. Medikamente oder Therapien)?
- ☐ Welche Erwartungen habe ich an die Therapie? Was erhoffe ich mir?
- ☐ Was ist mir im Umgang mit Therapeutinnen und Therapeuten wichtig (z. B. klare Strukturen, Zeit für Fragen)?

Tipp

Die Checkliste ausgedruckt oder digital mitzubringen hilft, im Gespräch nichts Wichtiges zu vergessen – besonders wenn man nervös ist oder leicht den roten Faden verliert. Auch ideal als Gesprächsgrundlage!

T., 42 Jahre

»Ich hatte den Entschluss, eine Therapie zu machen, lange vor mir hergeschoben – zum einen, weil ich dachte, ich müsste meine Probleme allein lösen, zum anderen, weil ich Angst vor der Wartezeit hatte. Als es mir dann aber wirklich schlecht ging, habe ich mir doch einen Ruck gegeben und angefangen, Praxen abzutelefonieren. Ich war überrascht, wie schwierig das war. Ich habe oft aufgelegt, ohne mich zu trauen, überhaupt zu sagen, worum es geht. Meine Schwester hat dann gesagt: ›Komm, ich setz mich daneben und wir machen das gemeinsam.‹ Das war super. Sie hat mir geholfen, eine Liste zu machen und ich habe dann einen Termin für eine psychotherapeutische Sprechstunde bekommen. In dem Gespräch habe ich mich zum ersten Mal ernst genommen gefühlt. Die Therapeutin hat mir erklärt, dass meine Symptome gut zu ADHS und Depression passen könnten und mir empfohlen, eine Diagnostik machen zu lassen. Danach konnte ich in ihrer Praxis eine Therapie beginnen. Wir haben viel mit konkreten Strategien gearbeitet, und ich habe gelernt, meine Gedanken besser zu steuern und mich selbst nicht ständig runterzumachen. Es war nicht immer leicht, aber ich habe endlich das Gefühl, auf dem richtigen Weg zu sein.«

Umgang mit Rückschlägen – Wie geht es weiter, wenn es mal nicht läuft?

Warum Rückschläge normal sind

Auch wenn es lange Zeit gut läuft, kann es immer wieder zu Rückschlägen kommen – das ist ganz normal. ADHS-Symptome können sich verschlechtern, wenn sich das Leben verändert. Ein Jobwechsel, eine neue Wohnsituation oder eine neue Beziehung bringen oft ungewohnte Abläufe mit sich. Menschen mit ADHS brauchen länger, um sich an neue Routinen zu gewöhnen und alte (gute oder schlechte) Gewohnheiten abzulegen. Das ist keine Schwäche, sondern Teil der ADHS-Symptome.

Daher ist es hilfreich, große Veränderungen gut vorzubereiten. Wer z. B. den Job wechselt, kann dies mit seiner Therapeutin oder seinem Therapeuten besprechen, um typische Stolpersteine frühzeitig zu erkennen. Auch Depressionen verlaufen oft in Phasen – sie können immer wieder auftreten. Wichtig ist, Warnsignale früh zu bemerken. Häufig sind Schlafstörungen die ersten Anzeichen einer sich anbahnenden depressiven Episode.

Tipp

Eine Liste mit den eigenen individuellen Warnsymptomen kann helfen, Rückfälle frühzeitig zu erkennen. Diese kann gemeinsam mit der behandelnden Fachkraft erstellt werden.

Typische Frühsymptome eines Rückfalls sind:

- Schlafstörungen (z. B. häufiges Erwachen in der Nacht, Schwierigkeiten beim Einschlafen),
- Konzentrationsprobleme, die plötzlich stärker werden,
- anhaltende Gereiztheit oder Stimmungsschwankungen ohne erkennbaren Grund,
- wiederkehrende Selbstzweifel und Grübeleien,

- sozialer Rückzug oder das Gefühl, überfordert zu sein,
- zunehmende Vergesslichkeit und Chaos im Alltag.

Frühes Handeln hilft! Wer merkt, dass sich die Symptome verstärken, sollte nicht zögern, sich Unterstützung zu holen – je früher, desto besser.

Mini-Checkliste: Meine persönlichen Frühwarnzeichen

Diese Liste hilft dir dabei, Veränderungen frühzeitig zu erkennen – und rechtzeitig gegenzusteuern. Am besten regelmäßig ausfüllen oder mit der behandelnden Fachperson gemeinsam durchgehen.

Stimmung

☐ Ich bin häufiger gereizt oder überfordert.
☐ Ich habe weniger Freude an Dingen, die mir sonst guttun.
☐ Ich ziehe mich mehr zurück und sage häufiger Verabredungen ab.

Schlaf

☐ Ich schlafe schlecht oder wache mehrmals in der Nacht auf.
☐ Ich habe Probleme, morgens aus dem Bett zu kommen.

Denken & Konzentration

☐ Ich grüble mehr als sonst oder denke negativ über mich.
☐ Ich kann mich schlechter konzentrieren als üblich.
☐ Ich mache mehr Flüchtigkeitsfehler oder vergesse wichtige Dinge.

Alltag & Struktur

☐ Ich schaffe es nicht mehr, meine Routinen einzuhalten.
☐ Meine Wohnung oder mein Arbeitsplatz wird wieder unordentlich.
☐ Ich schiebe Aufgaben immer länger auf.

Eigene Ergänzungen

- ☐
- ☐
- ☐

Tipp

Diese Liste kann auch eine gute Grundlage für ein Gespräch mit der behandelnden Ärztin/dem behandelnden Arzt oder der Therapeutin/dem Therapeuten sein – so gerät nichts Wichtiges in Vergessenheit.

L., 41 Jahre

»Ich hatte fast ein Jahr lang das Gefühl, mein Leben endlich im Griff zu haben. Die Medikamente wirkten gut, ich hatte eine feste Morgenroutine und in der Therapie lernte ich, meine ADHS-Symptome besser zu steuern. Doch dann bekam ich einen neuen Job – mehr Verantwortung, neue Kolleginnen und Kollegen, ganz andere Abläufe. Anfangs dachte ich, ich kriege das schon irgendwie hin. Aber nach ein paar Wochen merkte ich, dass ich wieder schlechter schlief, ständig Dinge vergaß und mich selbst anzweifelte. Ich schämte mich dafür, weil ich dachte: Jetzt geht das schon wieder los. Zum Glück erinnerte ich mich an eine Liste, die ich mit meiner Therapeutin erstellt hatte – meine persönlichen Warnzeichen. Ich holte sie raus und erkannte: Das ist kein persönliches Versagen, das ist ein Rückfall. Ich vereinbarte sofort einen Termin, und wir passten gemeinsam meine Strategien an die neue Lebenssituation an. Das hat mir sehr geholfen – und mir gezeigt: Rückfälle gehören dazu. Wichtig ist nur, sie rechtzeitig zu erkennen.«

Was tun, wenn eine Strategie nicht hilft?

Strategien, die bisher gut funktioniert haben, können in neuen Situationen plötzlich nicht mehr greifen. Das ist frustrierend, aber kein Grund aufzugeben. Flexibilität ist entscheidend!

Manchmal reicht ein Gespräch mit der behandelnden Ärztin oder dem Arzt, um eine Lösung zu finden. Falls nötig, kann die Medikation angepasst werden. Besonders ADHS-Symptome verstärken sich oft unter neuen Herausforderungen, sodass vorübergehend eine höhere Dosierung erforderlich sein kann. Auch depressive Symptome können das Anwenden von sonst hilfreichen Strategien erschweren.

Tipp

Falls Medikamente nicht mehr wirken oder starke Nebenwirkungen auftreten, sollte dies zeitnah mit der behandelnden Ärztin oder dem behandelnden Arzt besprochen werden. Eine Anpassung kann helfen, ohne dass die gesamte Therapie umgestellt werden muss.

Tab. 6.2: Alternativen ausprobieren

Problem	Mögliche Lösungen
Medikation hilft nicht mehr wie gewohnt	Rücksprache mit der Ärztin oder dem Arzt, evtl. Dosisanpassung oder Medikamentenwechsel prüfen
Alte Strategien greifen nicht mehr	Neue Methoden ausprobieren, ggf. mit Therapeutin oder Therapeut besprechen
Depression macht die Umsetzung schwer	Mehr Unterstützung einfordern, kleine machbare Ziele setzen
Konzentration ist plötzlich schlechter	Tagesstruktur anpassen, Pausen bewusst einplanen

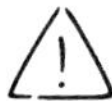

Wichtig

Nicht zu lange mit einer Anpassung warten! Wer merkt, dass eine Strategie nicht mehr funktioniert, sollte rechtzeitig nach Alternativen suchen.

R., 30 Jahre

»Als ich mich endlich durchgerungen hatte, regelmäßig Medikamente zu nehmen und gemeinsam mit meiner Psychotherapeutin eine feste Struktur für meinen Alltag zu entwickeln, lief es über ein Jahr richtig gut. Ich hatte Routinen, meine Arbeit war gut organisiert, und ich hatte endlich das Gefühl, mein Leben im Griff zu haben. Doch dann wurde in meiner Firma umstrukturiert. Ich sollte ein neues Projekt übernehmen, und damit änderten sich auch meine Arbeitszeiten und Abläufe. Obwohl ich ein ungutes Gefühl hatte, dachte ich mir nichts dabei – ich hatte schließlich Strategien, die bisher gut funktionierten. Doch nach und nach geriet alles aus dem Gleichgewicht. Die Einarbeitung war knapp bemessen, und ich traute mich nicht, Fragen zu stellen oder um Unterstützung zu bitten. Ich wollte nicht auffallen und mir keine Blöße geben. Gleichzeitig merkte ich, wie ich immer angespannter wurde. Ich blieb länger im Büro, verlor den Überblick über meine Aufgaben und bekam mein Chaos nicht mehr in den Griff. Mein Schreibtisch war ein einziges Durcheinander, meine To-do-Listen wuchsen ins Unermessliche, aber ich brachte kaum etwas zu Ende. Zuhause wurde es nicht besser. Ich schob alles vor mir her – Rechnungen blieben unbezahlt, Mahnungen flatterten ins Haus. Irgendwann war mein Wäschekorb voll, aber ich hatte nicht einmal daran gedacht, eine Waschmaschine anzustellen. Als ich morgens keine frische Kleidung mehr hatte, wurde mir bewusst: Das Chaos hatte mich wieder im Griff. Ich bat meine Psychotherapeutin um einen kurzfristigen Termin. Ich war nervös, weil ich dachte, ich hätte versagt. Doch sie beruhigte mich sofort: *»Das ist völlig normal – Ihre Strategien haben sich bewährt, aber sie waren auf die alten Strukturen abgestimmt. Jetzt müssen wir sie anpassen.«* Das war der Wendepunkt. Gemeinsam analysierten wir die neuen Herausforderungen und überlegten, was ich tun konnte, um wieder Struktur in meinen Alltag zu bringen. Ich begann, meine Arbeitszeiten neu zu planen, klare To-do-Listen für mein Projekt zu erstellen und mir feste Termine für Haushalt und persönliche Dinge zu setzen. Es dauerte eine Weile, aber langsam klappte alles wieder besser. Für das nächste Mal habe ich mir fest vorgenommen, Veränderungen nicht mehr einfach auf mich zukommen zu lassen, sondern frühzeitig zu überlegen, welche Anpassungen ich brauche. Wenn ich merke, dass ich wieder in alte Muster verfalle, werde ich schneller reagieren – und mir Unterstützung holen, bevor alles aus dem Ruder läuft.«

Erfolgreich dranbleiben – auch wenn es einem gut geht

Ein häufiges Problem: Sobald es besser geht, geraten Routinen in den Hintergrund. Medikamente werden vergessen oder bewusst weggelassen, hilfreiche Strategien nicht mehr konsequent angewendet.

Doch Vorsicht: Ein plötzlicher Abbruch kann zu Rückfällen führen. Besonders bei Medikamenten ist es wichtig, keine eigenmächtigen Entscheidungen zu treffen. Sowohl ADHS-Medikamente als auch Antidepressiva sollten nur in Absprache mit der Ärztin oder dem Arzt reduziert oder abgesetzt werden.

Tipp

Wer überlegt, Medikamente abzusetzen oder seine Routinen zu ändern, sollte dies schrittweise tun und eng mit der Ärztin oder dem Arzt besprechen.

Was hilft, um langfristig dranzubleiben?

✓ **Medikamenteneinnahme nicht spontan abbrechen** – Rücksprache mit der Ärztin oder dem Arzt halten.

- ✓ **Strategien weiter anwenden, auch wenn es einem gut geht** – Routinen beibehalten.
- ✓ **Plötzliche Veränderungen vermeiden** – Langsame Anpassungen helfen, sich besser zu stabilisieren.
- ✓ **Sich selbst nicht überfordern** – Kleine, realistische Ziele setzen.
- ✓ **Warnzeichen ernst nehmen** – Frühzeitig handeln, wenn sich Symptome verschlechtern.

Erinnerung: Auch gesunde Menschen brauchen Routinen, um sich wohlzufühlen. Strukturen sind kein Zeichen von Schwäche, sondern eine wichtige Unterstützung für ein stabiles Leben.

Fazit

Kleine Schritte machen einen großen Unterschied! Die wichtigste Botschaft: Es gibt viele Wege, mit ADHS und Depression umzugehen – nicht jede Methode passt für jeden. Es ist wichtig, individuelle Lösungswege zu finden und auszuprobieren. Unterstützung suchen ist kein Zeichen von Schwäche, sondern ein wichtiger Schritt in Richtung Besserung.

D., 34 Jahre

»Meine Behandlung hat mir immer gut geholfen. In schlechten Phasen nahm ich meine Medikamente zuverlässig und verpasste keinen einzigen Termin bei meiner Psychotherapeutin. Ich wusste, dass mir das half – und doch passierte mir das, was wohl viele Betroffene irgendwann erleben: Als es mir besser ging, wurde mir das ›Patient-Sein‹ lästig. Nach ein paar Monaten ohne Beschwerden fragte ich mich, ob ich die Medikamente wirklich noch brauchte. Ich fühlte mich stabil und hatte das Gefühl, wieder alles im Griff zu haben. Als sich meine Tabletten dem Ende neigten, machte ich nicht sofort einen Termin bei meiner Ärztin, sondern schob es vor mir her. Irgendwann waren sie einfach aufgebraucht – und ich hörte auf, sie zu nehmen. Auch meine Psychotherapie erschien mir plötzlich unnötig. Ich hatte genug andere

Dinge zu tun, also sagte ich meine Termine erst mit Ausreden ab, dann ging ich einfach gar nicht mehr hin. Zunächst lief alles wunderbar. Ich fühlte mich frei, mein Alltag funktionierte, und ich war stolz darauf, dass ich anscheinend auch ohne Therapie und Medikamente zurechtkam. Doch dann bekam ich auf der Arbeit ein neues Projekt, und plötzlich änderte sich alles. Die Überforderung schlich sich langsam ein. Erst merkte ich, dass ich schlechter schlief. Dann hatte ich Schwierigkeiten, mich zu konzentrieren. Meine To-Do-Listen wuchsen, aber ich brachte nichts mehr zu Ende. Nach und nach wurde ich immer erschöpfter, bis ich an einem Punkt war, an dem selbst kleine Aufgaben mich überforderten. Doch statt mir einzugestehen, dass ich Hilfe brauchte, schämte ich mich. Ich traute mich nicht, meine Ärztin anzurufen – schließlich hatte ich die Behandlung selbst abgebrochen. Erst als es gar nicht mehr ging, erinnerte ich mich an meinen alten Notfallplan. Ich rief eine Freundin an, die mich zu meiner Ärztin begleitete. Gemeinsam begannen wir erneut mit der Medikation, und ich kontaktierte meine Psychotherapeutin. Sie half mir dabei, den Rückfall zu analysieren und herauszufinden, was ich beim nächsten Mal anders machen sollte. Die wichtigste Erkenntnis für mich: Rückfälle sind normal – aber sie müssen nicht unausweichlich sein. Ich kann früher gegensteuern, indem ich Warnzeichen ernst nehme und meine Routinen nicht zu früh aufgebe. Heute weiß ich: Die beste Zeit, an seiner Gesundheit zu arbeiten, ist dann, wenn es einem gut geht.«

Checkliste: Hilfreiche Strategien im Umgang mit ADHS und Depression

Strategie	Hilfreich	Nicht hilfreich	Noch ausprobieren
Tagesstruktur mit festen Routinen aufbauen	☐	☐	☐
Erinnerungshilfen nutzen (Apps, Timer, Notizen)	☐	☐	☐
To-do-Listen mit Prioritäten erstellen	☐	☐	☐

Strategie	Hilfreich	Nicht hilfreich	Noch ausprobieren
»2-Minuten-Regel« für kleine Aufgaben anwenden	☐	☐	☐
Bewegung und Sport regelmäßig einplanen	☐	☐	☐
Meditation oder Entspannungstechniken ausprobieren	☐	☐	☐
Soziale Unterstützung aktiv suchen	☐	☐	☐
Gespräche mit Angehörigen offen führen	☐	☐	☐
Psychotherapie in Anspruch nehmen	☐	☐	☐
Symptomtagebuch führen	☐	☐	☐
Pausen bewusst einplanen und sich nicht überfordern	☐	☐	☐
Notfallplan für emotionale Krisen erstellen	☐	☐	☐
Selbstakzeptanz üben – sich realistische Ziele setzen	☐	☐	☐

Welche Strategie hat mir am meisten geholfen?

___

Welche Strategien haben für mich nicht funktioniert und warum?

___

Welche Strategie möchte ich als Nächstes ausprobieren?

___

___

Tipp

Diese Checkliste kann immer wieder angepasst und erweitert werden. Wer merkt, dass eine Strategie nicht funktioniert, kann Alternativen ausprobieren – es gibt nicht »die eine richtige Lösung«, sondern viele individuelle Wege.

7 Was können Angehörige tun?

Kleines Quiz für Angehörige vorab – Wie gut kenne ich mich mit ADHS und Depression aus?

Bevor Sie mit dem Kapitel beginnen, testen Sie doch einfach mal, was Sie schon wissen.
Kreuzen Sie an, was Ihrer Meinung nach zutrifft – die Auflösung finden Sie am Ende des Kapitels!

1. **Menschen mit ADHS sind immer hyperaktiv.**
   ☐ Stimmt ☐ Stimmt nicht ☐ Weiß ich nicht genau
2. **Depressionen entstehen immer durch belastende Lebensereignisse.**
   ☐ Stimmt ☐ Stimmt nicht ☐ Weiß ich nicht genau
3. **Menschen mit ADHS und Depression müssen sich einfach mehr zusammenreißen.**
   ☐ Stimmt ☐ Stimmt nicht ☐ Weiß ich nicht genau
4. **Wenn es einem Menschen mit Depression wieder besser geht, ist die Krankheit vorbei.**
   ☐ Stimmt ☐ Stimmt nicht ☐ Weiß ich nicht genau
5. **Struktur im Alltag kann sowohl bei ADHS als auch bei Depression helfen.**
   ☐ Stimmt ☐ Stimmt nicht ☐ Weiß ich nicht genau
6. **Medikamente gegen ADHS machen süchtig.**
   ☐ Stimmt ☐ Stimmt nicht ☐ Weiß ich nicht genau

7. **Angehörige können viel bewirken – aber nicht alles.**
☐ Stimmt ☐ Stimmt nicht ☐ Weiß ich nicht genau

Tipp

Wer mehrere Aussagen nicht sicher beantworten konnte, ist damit nicht allein. Dieses Quiz soll kein Wissenstest sein, sondern ein Anstoß, sich weiter mit dem Thema zu beschäftigen – im Gespräch, mit Büchern oder in einer Angehörigengruppe.

Einführung: Die Rolle von Angehörigen – warum Unterstützung so wichtig ist

Wenn ein geliebter Mensch an ADHS und/oder Depression leidet, betrifft das nicht nur ihn selbst – auch das Umfeld steht oft vor großen Herausforderungen. Partnerinnen und Partner, Eltern, Geschwister oder enge Freundinnen und Freunde sehen, wie schwer es Betroffenen fällt, ihren Alltag zu bewältigen. Viele möchten helfen, wissen aber nicht, was wirklich nützlich ist oder wie sie sich verhalten sollen. Gleichzeitig kann die Sorge um die betroffene Person auch für Angehörige belastend sein.

»Wie kann ich helfen, ohne mich selbst zu überfordern?«
Das ist eine der häufigsten Fragen, die sich Angehörige stellen. Unterstützung bedeutet nicht, die Probleme des anderen zu lösen oder die volle Verantwortung für seine Genesung zu übernehmen. Vielmehr geht es darum, gemeinsam herauszufinden, was hilfreich sein kann – und was nicht.

Unterstützung kann viele Formen haben

- Manchmal reicht es, einfach zuzuhören, ohne sofort Lösungen anzubieten.
- In anderen Momenten kann es helfen, bei der Organisation von Terminen zu unterstützen, oder gemeinsam zu überlegen, welche nächsten Schritte sinnvoll sind.
- Für manche Betroffene ist es eine enorme Erleichterung, wenn jemand sie zu einem Behandlungstermin begleitet.

Genauso wichtig ist es aber auch, Grenzen zu erkennen – sowohl die eigenen als auch die der betroffenen Person. Niemand kann jemand anderem die Erkrankung »abnehmen«, und jede Person hat ihren eigenen Weg, mit ADHS und Depression umzugehen.

Was Angehörige leisten können, ist wertvoll – aber sie dürfen sich dabei nicht selbst verlieren. Dieses Kapitel gibt konkrete Hilfestellungen, wie man Unterstützung leisten kann, ohne sich selbst zu überfordern.

Was erwartet Sie in diesem Kapitel?

In diesem Kapitel geht es darum, wie Angehörige helfen können. Wir werden uns mit folgenden Fragen beschäftigen:

- Welche Rolle haben Angehörige in der Behandlung?
- Wie kann ich meine Angehörigen unterstützen?
- Welche Hilfsstrategien gibt es für Angehörige?
- Wie soll ich mich in Krisen als Angehöriger verhalten?

Verständnis entwickeln – Wissen hilft!

Für Angehörige kann es schwer nachvollziehbar sein, warum eine Person mit ADHS und Depression bestimmte Dinge nicht »einfach ändern«

kann. Gedanken wie »*Warum kann er/sie sich nicht einfach zusammenreißen?*« oder »*Jeder vergisst doch mal etwas – das ist doch kein Drama*« sind verständlich, helfen aber nicht weiter.

Besonders, wenn man selbst noch nie Erfahrungen mit psychischen Störungen gemacht hat, fällt es oft schwer, sich in die Situation der betroffenen Person hineinzuversetzen. Doch genau hier liegt der Schlüssel: Je mehr man über ADHS und Depression weiß, desto besser kann man die Herausforderungen der Betroffenen verstehen – und desto sicherer wird man im Umgang mit ihnen.

Was hilft?

- ✓ **Sich über ADHS und Depression informieren**, durch Bücher, Podcasts oder den Austausch in Selbsthilfegruppen.
- ✓ **Gemeinsam herausfinden,** welche Symptome besonders belastend sind und wie sie sich im Alltag äußern.
- ✓ **Akzeptieren, dass ADHS und Depression Wahrnehmung und Verhalten beeinflussen,** es geht nicht um »Wollen«, sondern oft um »Nicht-Können«.
- ✓ **Verstehen, dass die Kombination beider Erkrankungen besondere Herausforderungen mit sich bringt** und dass sich Symptome gegenseitig verstärken können.
- ✓ **Geduld haben,** Veränderungen passieren nicht über Nacht, sondern in kleinen Schritten.

Tipp

Falls die betroffene Person einverstanden ist, kann es für Angehörige hilfreich sein, an Psychoedukationsangeboten oder Angehörigenseminaren teilzunehmen. Hier werden fundierte Informationen vermittelt und praktische Tipps für den Alltag gegeben.

Erfahrungsbericht einer Angehörigen: A., 45 Jahre

A. hatte schon lange versucht, ihren Ehemann in seinem Alltag mit ADHS zu unterstützen. Sie war es gewohnt, dass er voller Energie war, oft impulsiv handelte und Schwierigkeiten hatte, Struktur in sein Leben zu bringen. Als er zusätzlich eine Depression entwickelte, erkannte sie ihn kaum wieder: Plötzlich fehlte ihm jeglicher Antrieb, er wollte keine Aktivitäten mehr unternehmen und zog sich immer mehr zurück. Sie verstand nicht, warum er nicht »einfach aufstehen und weitermachen« konnte. Ihre Hilfsangebote lehnte er ab, was sie persönlich nahm. Es machte sie wütend und gleichzeitig hilflos. In einem Angehörigengespräch erklärte ich ihr, dass Depression nicht einfach eine Phase der Traurigkeit ist, sondern eine ernsthafte Erkrankung mit tiefgreifenden Auswirkungen auf Motivation und Handlungsfähigkeit. Ich sagte ihr: »Wenn Ihr Mann ein gebrochenes Bein hätte, würden Sie ihn wahrscheinlich auch nicht zu einer Marathonteilnahme antreiben, sondern ihm Zeit zur Heilung geben. Genauso ist es mit einer Depression: Der Antrieb muss erst langsam wieder aufgebaut werden.« Diese Perspektive half ihr, ihren Mann besser zu verstehen. Sie begann, geduldiger zu sein und gemeinsam mit ihm herauszufinden, was er sich realistisch zutrauen konnte. Heute sagt sie, dass dieses Gespräch für sie ein Wendepunkt war – sie konnte zum ersten Mal akzeptieren, dass ihr Mann nicht aus eigener Kraft »funktionieren« konnte, sondern Unterstützung brauchte, um langsam wieder aktiv zu werden.

Unterstützung anbieten – aber richtig

Viele Angehörige möchten helfen, wissen aber nicht genau, wie. Oft besteht die Angst, sich zu sehr einzumischen oder etwas falsch zu machen. Gleichzeitig kann ein Zögern, aus Sorge etwas »falsch« zu sagen oder zu tun, von Betroffenen als Desinteresse oder mangelnde Unterstützung wahrgenommen werden.

Auch das Gegenteil kann problematisch sein: Zu viel Hilfe, vor allem wenn sie aus Ängsten heraus geschieht, kann als Bevormundung empfunden werden. Besonders wenn Angehörige aus einem Gefühl der

Hilflosigkeit heraus beginnen, Verantwortung zu übernehmen, kann das für beide Seiten frustrierend sein.

Der Schlüssel liegt in einer Unterstützung, die entlastet – aber nicht bevormundet. Hierfür sind offene Gespräche nötig, in denen beide Seiten ihre Bedürfnisse und Grenzen ehrlich kommunizieren.

Was hilfreich sein kann

- ✓ **Über den Bedarf an Hilfe offen sprechen** – Fragen statt Annahmen treffen: »Wie kann ich dich unterstützen?«
- ✓ **Gemeinsam Strategien entwickeln** – Z. B. an wichtige Termine erinnern, aber nicht alles im Voraus organisieren.
- ✓ **Ermutigung statt Druck** – Motivation kann helfen, aber Sätze wie »Du musst dich nur mal zusammenreißen« sind kontraproduktiv.
- ✓ **Geduld zeigen** – Rückschläge sind normal. Ein liebevolles »Ich bin da« ist oft hilfreicher als ständige Ratschläge.
- ✓ **Akzeptieren, wenn keine Hilfe benötigt wird** – Selbst, wenn es schwer nachvollziehbar ist, gilt: Die Entscheidung der betroffenen Person respektieren.

Tipp

Manchmal ist kleine, konstante Unterstützung hilfreicher als große, einmalige Hilfsaktionen. Eine einfache Nachricht wie »Ich denke an dich« kann mehr bewirken als ein ausführliches Gespräch zum falschen Zeitpunkt.

Was weniger hilfreich ist

- **Übermäßige Kontrolle** – Betroffene müssen selbst lernen, ihren Alltag zu strukturieren.
- **Vergleiche mit anderen** – Sätze wie »Andere schaffen das doch auch!« verstärken Schuldgefühle und Druck.

- **Bagatellisieren der Symptome** – Ein »Jetzt reiß dich mal zusammen« hilft nicht, sondern macht die Situation meist noch schlimmer.
- **Vorwürfe machen** – Akzeptieren, dass dieselben Fehler immer wieder passieren können, ohne dass es Absicht ist.

Erfahrungsbericht eines Angehörigen: J., 56 Jahre

»Anfangs dachte ich, ich helfe meinem Sohn, indem ich in seiner Abwesenheit seine Wohnung aufräume. Das Chaos war für mich schwer zu ertragen, und ich war überzeugt, dass er sich über eine ordentliche Wohnung freuen würde. Umso überraschter war ich, als er mich wütend anrief und mir vorwarf, mich ungefragt in sein Leben einzumischen. Ich habe lange über mein Verhalten nachgedacht. Mir wurde klar, dass ich das nicht nur für ihn getan hatte, sondern auch für mich – weil ich mich mit der Situation nicht auseinandersetzen wollte und es mir selbst peinlich war. Nach ein paar Wochen Funkstille bat ich um eine Aussprache. Wir sprachen offen darüber, was uns belastet, und fanden eine Lösung: Ich helfe nur dann, wenn er mich ausdrücklich darum bittet. Seitdem hat sich unser Verhältnis deutlich verbessert.«

Praktische Unterstützung im Alltag anbieten

Viele Menschen mit ADHS kämpfen mit Organisation, Planung und Motivation. Selbst wenn der Wille zur Veränderung da ist, scheitert die Umsetzung oft an der fehlenden Struktur oder an Schwierigkeiten, den ersten Schritt zu machen. Kommt zusätzlich eine Depression hinzu, wird der Alltag noch herausfordernder. Insbesondere das sogenannte »Morgentief« – ein typisches Symptom depressiver Episoden – führt dazu, dass Betroffene sich oft wie gelähmt fühlen und einfache Aufgaben kaum bewältigen können.

Angehörige können dabei eine wertvolle Unterstützung sein, ohne jedoch die gesamte Verantwortung zu übernehmen. Es geht nicht darum, alle Probleme für die betroffene Person zu lösen, sondern dabei zu helfen, Strukturen zu schaffen, die sie selbstständig nutzen kann.

Mögliche Unterstützungsmaßnahmen für Angehörige

- ✓ **Gemeinsame Routinen entwickeln** – Feste Strukturen helfen Betroffenen, ihren Alltag besser zu bewältigen. Angehörige können z. B. feste Zeiten für gemeinsame Mahlzeiten oder regelmäßige Spaziergänge vorschlagen.
- ✓ **Erinnerungen setzen, aber ohne Druck** – Anstatt zu kritisieren oder zu drängen, kann eine sanfte Unterstützung hilfreich sein: »*Ich erinnere dich gerne an deinen Termin, wenn du möchtest.*«
- ✓ **Aufgaben gemeinsam angehen statt nur Vorschläge machen** – Oft fällt es Betroffenen schwer, sich allein zu motivieren. Gemeinsam ist es leichter: »*Lass uns das zusammen erledigen*« statt »*Du solltest endlich mal den Papierkram machen.*«
- ✓ **Sich zum Sport oder zu anderen Aktivitäten verabreden** – Bewegung hilft nachweislich bei Depressionen, doch oft fehlt der Antrieb. Eine gemeinsame Verabredung kann die Motivation steigern.
- ✓ **Über Kontrollbedarf bei der Fertigstellung von Aufgaben offen sprechen** – Manchmal fangen Betroffene Aufgaben an, bringen sie aber nicht zu Ende. Hier kann es helfen, eine klare Absprache zu treffen, wie Angehörige sie unterstützen können, ohne zu bevormunden.
- ✓ **Hilfe anbieten, aber auch Grenzen respektieren** – Angehörige sollten ihre Unterstützung anbieten, aber auch akzeptieren, wenn sie (gerade) nicht gewünscht ist.

Tipp

Balance finden! Unterstützung bedeutet nicht, alles für die betroffene Person zu übernehmen – sondern ihr zu helfen, es selbst zu schaffen.

Erfahrungsbericht eines Angehörigen: M., 38 Jahre

»Mein Bruder hat ADHS und Depressionen. Ich wollte ihn unterstützen, aber es war schwer, die richtige Balance zu finden. Anfangs habe ich ihn ständig an seine Termine erinnert und für ihn eingekauft, weil ich dachte, es wäre eine Erleichterung für ihn. Doch irgendwann merkte ich, dass er sich dadurch eher nutzlos fühlte und sogar genervt war. Dann haben wir uns zusammengesetzt und besprochen, was wirklich hilfreich ist. Er meinte, dass ihn direkte Hilfe eher stresst, aber dass er es super findet, wenn ich ihn einfach frage: ›Wollen wir das zusammen machen?‹ Das hat für uns beide viel verändert – ich helfe ihm, ohne ihm das Gefühl zu geben, dass er nichts allein schafft.«

Offene Kommunikation – Erwartungen klären

Eine der größten Herausforderungen für Angehörige von Menschen mit ADHS und Depression ist die Kommunikation. Beide Erkrankungen können dazu führen, dass sich Betroffene zurückziehen oder sich in Gesprächen schnell überfordert fühlen.

Wenn ADHS-Symptome überwiegen, entstehen oft Missverständnisse durch impulsive Antworten, schnelle Meinungswechsel oder das Vergessen von Absprachen. Angehörige fühlen sich dadurch vor den Kopf gestoßen oder nicht ernst genommen.

Wenn depressive Symptome im Vordergrund stehen, ändert sich die Kommunikation oft vollständig: Betroffene ziehen sich zurück, wirken abwesend oder emotional unerreichbar. Gespräche verlaufen einseitig oder kommen gar nicht erst zustande.

Beide Situationen erfordern Fingerspitzengefühl und eine angepasste Kommunikation, um Missverständnisse und Frust auf beiden Seiten zu vermeiden. Aber wie kann das gelingen?

Wichtig ist, offen über Bedürfnisse zu sprechen

Fragen:

- ✓ »Wie kann ich dich unterstützen, ohne dich unter Druck zu setzen?«
- ✓ »Möchtest du, dass ich dich an bestimmte Dinge erinnere – oder ist das eher belastend für dich?«
- ✓ »Was brauchst du in schwierigen Phasen – und was nicht?«
- ✓ »Ab wann soll ich mich bei dir melden, wenn ich lange nichts von dir gehört habe?«

Aber auch die eigenen Grenzen sollten klar gemacht werden. Angehörige haben das Recht zu sagen: »Ich möchte für dich da sein, aber ich muss auch auf mich selbst achten.«

Tipp

Falls die Kommunikation schwerfällt, kann ein gemeinsames Gespräch mit einer Therapeutin oder einem Therapeuten helfen, gegenseitige Erwartungen zu klären. Manchmal kann man auch in einer Checkliste festhalten, was z. B. erlaubt ist und was nicht.

Erfahrungsbericht eines Angehörigen: F., 59 Jahre

»Meine Tochter hat mich häufig mitten in der Nacht angerufen, wenn sie etwas besprechen wollte. Es waren meistens Bagatellen, die auch am nächsten Tag Zeit gehabt hätten. Ich wollte aber fürsorglich sein und sie nicht enttäuschen, obwohl ich meinen Schlaf brauchte. Nach solchen Anrufen war ich am nächsten Tag oft wie ›gerädert‹. Einmal besuchte mich meine Tochter nach so einem Tag und fragte mich ›was los sei?‹. Ich nahm meinen ganzen Mut zusammen und sagte ihr, dass ich immer für sie da sein möchte, aber ich nach solchen nächtlichen Anrufen schlecht wieder einschlafen könne. Sie war sehr erstaunt und meinte, dass sie gar nicht darüber nachgedacht hatte, dass mich das stören könnte, da sie ein ›Nachtmensch sei‹. Sie versprach, mich zu anderen Zeiten anzurufen. Ich war erleichtert und wunderte mich, wie einfach das war.«

Selbstfürsorge – Angehörige dürfen sich nicht selbst vergessen

Wer dauerhaft für andere da ist, braucht selbst Kraft. Angehörige von Menschen mit ADHS und Depression erleben oft eine hohe emotionale Belastung – sie sorgen sich, übernehmen Verantwortung und stellen ihre eigenen Bedürfnisse oft hinten an. Doch auf Dauer kann das zu Erschöpfung, Frustration oder sogar eigener psychischer Belastung führen.

Aber wie kann man eine gesunde Balance zwischen Unterstützung und Selbstschutz finden, ohne »rücksichtslos« oder »nicht hilfsbereit« zu wirken?

Wichtige Grundsätze der Selbstfürsorge

Eigene Auszeiten einplanen – Regelmäßige Pausen sind kein Luxus, sondern notwendig. Niemand kann rund um die Uhr für andere da sein.
Eigene Grenzen ernst nehmen – Es ist völlig in Ordnung, Unterstützung anzubieten – aber nicht auf Kosten der eigenen Gesundheit.
Austausch mit anderen Angehörigen suchen – Selbsthilfegruppen oder Online-Foren helfen, sich weniger allein zu fühlen und neue Perspektiven zu gewinnen.
Falls nötig, professionelle Unterstützung in Anspruch nehmen – Psychologische Beratung oder Angehörigenseminare können helfen, besser mit der Situation umzugehen.

Tipp

Selbstreflexionsfragen zur eigenen Belastung
Ein einfacher Check hilft, die eigene Situation im Blick zu behalten:

- ✓ Habe ich noch genügend Freiraum für meine eigenen Bedürfnisse?
- ✓ Fühle ich mich oft überfordert oder gereizt?
- ✓ Habe ich das Gefühl, dass meine Unterstützung tatsächlich hilfreich ist – oder eher zu Konflikten führt?
- ✓ Fällt es mir schwer, »Nein« zu sagen, wenn ich an meine Grenzen komme?

Wenn die Belastung zu groß wird, ist es wichtig, sich nicht selbst zu vernachlässigen – denn nur wer gut für sich sorgt, kann auch langfristig für andere da sein.

Erfahrungsbericht einer Angehörigen: L., 36 Jahre

»Eine Bekannte erzählte mir von einer Selbsthilfegruppe für Angehörige von Menschen mit ADHS. Anfangs war ich skeptisch – ich dachte, es wäre übertrieben, mir als Angehörige Unterstützung zu suchen. Trotzdem ging ich hin. Als ich das erste Mal offen über die schwierigen Aspekte meiner Beziehung zu meinem Freund sprach, hatte ich ein schlechtes Gewissen. Ich fühlte mich wie eine Verräterin. Doch die Reaktionen der anderen halfen mir enorm. Ich merkte, dass ich nicht allein bin und dass viele meiner Gefühle völlig normal sind. Gleichzeitig erkannte ich, dass trotz der Herausforderungen auch vieles in unserer Beziehung gut läuft. Seitdem gehe ich jede Woche zu den Treffen – und mein Freund findet es sogar gut, dass ich mich so intensiv mit seiner Erkrankung auseinandersetze.«

Krisensituationen – Was tun, wenn es brenzlig wird?

Depressionen und ADHS können in bestimmten Phasen zu akuten Krisen führen. Dabei äußern sich die Krisen individuell unterschiedlich. Manche Betroffene kämpfen mit ausgeprägten Ängsten oder sind so überfordert, dass sie alltägliche Aufgaben wie Einkaufen oder das Verlassen der Wohnung nicht mehr bewältigen können. Andere ziehen sich vollständig zurück oder vernachlässigen ihre Selbstfürsorge. Besonders gefährlich wird es, wenn eine Depression hinzukommt, denn dann steigt das Risiko für Suizidgedanken deutlich an.

Für Angehörige kann eine solche Situation extrem belastend sein. Was tun, wenn man merkt, dass es brenzlig wird? Die größte Herausforderung besteht oft darin, nicht zu wissen, wie weit man eingreifen darf oder sollte. Deshalb kann es hilfreich sein, bereits in stabileren Zeiten gemeinsam abzusprechen, was Angehörige im Ernstfall tun können – und was nicht.

Wichtige Punkte in akuten Krisen

- ✓ **Ruhe bewahren** – Auch wenn die Situation beängstigend ist, hilft Panik niemandem weiter. Statt hektisch zu reagieren, ist es besser, präsent zu bleiben und einfach zuzuhören.
- ✓ **Symptome ernst nehmen** – Sätze wie »Das ist doch nicht so schlimm« oder »Morgen sieht alles besser aus« können als abwertend empfunden werden. Besser ist es, nach konkreten Bedürfnissen zu fragen: *»Ich merke, dass es dir gerade nicht gut geht – was könnte dir jetzt helfen?«*
- ✓ **Notfallplan nutzen** – Falls die betroffene Person in besseren Zeiten einen persönlichen Notfallplan erstellt hat, kann es jetzt hilfreich sein, ihn gemeinsam durchzugehen. Falls kein Plan vorhanden ist, könnte es sinnvoll sein, beim nächsten stabileren Zeitpunkt einen gemeinsam zu erarbeiten.
- ✓ **Professionelle Hilfe organisieren** – Bestehen Suizidgedanken oder eine akute Selbstgefährdung, ist sofortige professionelle Unterstützung

erforderlich. Angehörige sollten nicht zögern, den Notruf (112) oder Krisendienste zu kontaktieren.

Wichtige Notfallkontakte

- **Telefonseelsorge** – Nummer je nach Region raussuchen.
- **Regionale Krisendienste & psychiatrische Notaufnahmen** – Hier können Angehörige sich im Vorfeld informieren, welche Anlaufstellen es in ihrer Umgebung gibt.
- **Terminvereinbarung bei der Ärztin/dem Arzt oder Therapeutin/Therapeuten** – Wenn keine akute Krise besteht, aber die Symptome außer Kontrolle geraten, sollte frühzeitig über eine Anpassung der Behandlung nachgedacht werden. Es kann entlastend sein, wenn Angehörige dabei helfen, einen Termin zu vereinbaren oder als Begleitung mitzugehen.
- **Aus Krisensituationen lernen** – Nach einer überstandenen Krise ist es hilfreich, die Situation gemeinsam zu reflektieren. Was hat gut funktioniert? Was könnte beim nächsten Mal anders gemacht werden?

Erfahrungsbericht einer Angehörigen: S., 42 Jahre

»Meine Schwester hat schon lange ADHS, aber als sie vor zwei Jahren zusätzlich in eine schwere Depression rutschte, wusste ich nicht mehr weiter. Sie zog sich völlig zurück, war kaum erreichbar, schaffte es nicht mal, einkaufen zu gehen. Ich versuchte, sie aufzumuntern – aber alles, was ich sagte, prallte an ihr ab. Eines Tages schrieb sie mir eine Nachricht: ›Ich kann nicht mehr.‹ Ich bekam Panik. Ich rief sie sofort an, aber sie ging nicht ran. Ich wusste nicht, was ich tun sollte – also rief ich den psychiatrischen Krisendienst an und ließ mich beraten. Sie erklärten mir, wie ich die Situation einschätzen kann und halfen mir, einen Termin für sie zu vereinbaren. Als ich ihr später davon erzählte, war sie erleichtert, dass jemand die Verantwortung für sie übernommen hatte, als sie es selbst nicht mehr konnte. Heute weiß ich: Lieber einmal zu früh Hilfe holen als einmal zu spät.«

Checkliste Angehörige: Wie kann ich helfen, ohne mich selbst zu überfordern?

Verständnis entwickeln

- ☐ Ich habe mich über ADHS und Depression informiert (z. B. durch Bücher, Podcasts oder Fachartikel).
- ☐ Ich akzeptiere, dass ADHS und Depression das Verhalten beeinflussen – es ist keine Frage von »Wollen« oder »Zusammenreißen«.
- ☐ Ich habe Geduld mit der betroffenen Person und verstehe, dass Veränderung Zeit braucht.

Kommunikation unterstützen

- ☐ Ich höre aktiv zu, ohne sofort Lösungen vorzuschlagen.
- ☐ Ich stelle offene Fragen (»Wie kann ich dich unterstützen?« statt »Warum bist du immer so schlecht drauf?«).
- ☐ Ich vermeide Sätze wie »Reiß dich zusammen« oder »Jeder hat mal schlechte Tage«.
- ☐ Ich akzeptiere, wenn die betroffene Person nicht immer reden möchte, biete aber Gesprächsmöglichkeiten an.

Praktische Unterstützung anbieten

- ☐ Ich frage: »Was brauchst du gerade?«, statt ungefragt Hilfe anzubieten.
- ☐ Ich helfe bei der Strukturierung des Alltags, ohne die Verantwortung zu übernehmen.
- ☐ Ich erinnere auf Wunsch an Termine oder Medikamente, aber ohne Druck.
- ☐ Ich biete gemeinsame Aktivitäten an (z. B. Spaziergänge, kleine Unternehmungen).

Warnsignale erkennen und handeln

- ☐ Ich achte auf Anzeichen einer Krise (z. B. sozialer Rückzug, Antriebslosigkeit, suizidale Äußerungen).
- ☐ Ich nehme Sätze wie »Es hat alles keinen Sinn mehr« ernst und frage direkt nach.
- ☐ Ich weiß, an wen ich mich wenden kann, falls eine akute Krise eintritt (z. B. Krisentelefon, ärztlicher Notdienst).

Eigene Grenzen wahren

- ☐ Ich erkenne, wenn ich selbst überfordert bin und nehme mir Auszeiten.
- ☐ Ich habe mit anderen Angehörigen oder Freundinnen und Freunden über meine Belastung gesprochen.
- ☐ Ich weiß, dass ich nicht allein für die Genesung der betroffenen Person verantwortlich bin.
  Ich informiere mich über Selbsthilfeangebote für Angehörige.

Tipp

Niemand kann rund um die Uhr für eine andere Person da sein. Diese Checkliste hilft, die Unterstützung bewusst zu gestalten – für die betroffene Person, aber auch für sich selbst.

Auflösung Quiz für Angehörige – Was stimmt wirklich?

1. **Stimmt nicht**
   Viele Erwachsene mit ADHS sind nicht hyperaktiv, sondern eher innerlich unruhig, chaotisch oder schnell ablenkbar.

2. **Stimmt nicht**
   Oft gibt es keinen klaren Auslöser. Genetische, psychische und körperliche Faktoren wirken zusammen.
3. **Stimmt nicht**
   ADHS und Depressionen sind keine Willensschwächen. Gut gemeinte Aufforderungen, sich »zusammenzureißen«, führen meist zu Rückzug und Scham.
4. **Stimmt nicht**
   Depressionen können immer wieder auftreten. Eine überstandene Phase bedeutet nicht automatisch für immer »gesund«.
5. **Stimmt**
   Routinen und Struktur helfen beiden Erkrankungen – sofern sie alltagstauglich und flexibel sind.
6. **Stimmt nicht**
   Richtig eingesetzt machen ADHS-Medikamente nicht süchtig. Sie können die Lebensqualität deutlich verbessern.
7. **Stimmt**
   Angehörige sind wichtig – aber nicht verantwortlich für Heilung. Auch sie brauchen Pausen und Unterstützung.

8 Ausblick: Ein Leben mit ADHS und Depression aktiv gestalten

Rückblick – was wir gelernt haben

- **ADHS und Depression sind keine Charakterfehler, sondern behandelbare Erkrankungen.**
  Beide haben biologische und psychologische Ursachen, und auch wenn sie sich unterschiedlich zeigen, gibt es klare Zusammenhänge. Die Überlappung der Symptome macht die Diagnose oft schwierig – aber genau deshalb ist es so wichtig, sich gut zu informieren.
- **Die richtige Diagnose ist der erste Schritt zur Besserung.**
  Viele Menschen mit ADHS erhalten ihre Diagnose erst im Erwachsenenalter – oft nach Jahren oder Jahrzehnten voller Selbstzweifel, Frust oder Fehldiagnosen. Doch auch spät gestellte Diagnosen haben einen großen Wert: Sie helfen, sich selbst besser zu verstehen und endlich gezielt Unterstützung zu bekommen.
- **Es gibt viele Wege zur Behandlung – nicht jede Methode passt für jeden.**
  Medikamente, Psychotherapie, Selbsthilfegruppen, strukturierte Alltagsroutinen – die Mischung macht's! Wichtig ist, offen für verschiedene Ansätze zu sein und die eigene Therapie immer wieder anzupassen.
- **Selbstfürsorge ist kein Luxus, sondern eine Notwendigkeit.**
  Routinen, Bewegung, soziale Kontakte, Entspannung – diese Dinge helfen allen Menschen, aber für Betroffene von ADHS und Depression sind sie oft entscheidend, um stabil zu bleiben.

Der Blick nach vorn – was bleibt?

- **Schwankungen gehören dazu.**
  Niemand ist dauerhaft symptomfrei – weder bei ADHS noch bei Depressionen. Rückfälle oder schwierige Phasen bedeuten nicht, dass »alles umsonst war«. Sie sind ein Teil des Prozesses. Wer frühzeitig auf Warnsignale reagiert, kann viele Krisen abfedern.
- **Das richtige Umfeld kann den Unterschied machen.**
  Die Menschen, mit denen wir uns umgeben, haben großen Einfluss darauf, wie wir mit unseren Herausforderungen umgehen. Es lohnt sich, Beziehungen bewusst zu gestalten, Unterstützung anzunehmen und sich von destruktiven Einflüssen abzugrenzen.
- **Perfektion ist nicht das Ziel – aber Fortschritt ist möglich.**
  Es geht nicht darum, alle Symptome »wegzutherapieren«. Das Ziel ist, so gut mit ihnen zu leben, dass sie das eigene Leben nicht bestimmen. Jeder kleine Schritt in die richtige Richtung zählt.

Ein persönlicher Abschlussgedanke

Wenn Sie dieses Buch bis hierhin gelesen haben, dann haben Sie sich bereits intensiv mit Ihrer eigenen Situation sowie der Situation von Angehörigen oder engen Bezugspersonen auseinandergesetzt – und das ist ein großer Schritt. Vielleicht haben Sie sich in einigen Fallbeispielen wiedererkannt. Vielleicht gab es Momente, in denen Sie dachten: »Das kenne ich genauso!« oder »Endlich versteht das mal jemand!«

Es gibt einen Satz, den ich Betroffenen immer wieder sage, weil er mir selbst sehr wichtig ist: Die Diagnose ist nicht das Ende – sie ist der Anfang. Viele Patientinnen und Patienten sind zunächst traurig und es kommt der verständliche Gedanke, dass eine frühere Diagnose der ADHS zusätzlich zur Depression andere Möglichkeiten eröffnet hätte. Das ist ein nachvollziehbarer Gedanke, aber ich empfehle, sich nicht lange damit zu beschäftigen, sondern nach vorne zu schauen.

Wer versteht, warum er oder sie auf bestimmte Weise denkt, fühlt und handelt, hat den Schlüssel in der Hand, um das eigene Leben aktiv zu gestalten. Ja, es wird schwierige Phasen geben. Ja, manche Symptome werden immer bleiben. Aber es gibt so viele Möglichkeiten, den Alltag zu erleichtern, das eigene Potenzial zu entfalten und trotz aller Herausforderungen ein erfülltes Leben zu führen.

Ich hoffe, dass dieses Buch Ihnen auf Ihrem Weg geholfen hat – vielleicht als Orientierung, vielleicht als Ermutigung, vielleicht als kleiner Stupser in die richtige Richtung. Was auch immer Ihr nächster Schritt ist: Machen Sie ihn in Ihrem eigenen Tempo. Denn das Wichtigste ist, dranzubleiben.

Literatur

Adli, M., Bauer, M., Rush, A. J. (2006). Algorithms and collaborative-care systems for depression: are they effective and why? A systematic review. *Biol Psychiatry, 59*(11):1029–38. https://doi.org/10.1016/j.biopsych.2006.05.0.

Al-Ameri, M., Abu-Shaikh, H., Mansour, M. et al. (2024). Attention-Deficit Hyperactivity Disorder Symptoms in Adults Diagnosed with Multiple Sclerosis: Prevalence and Correlates. *J Clin Med., 13*(13):3844. https://doi.org/10.3390/jcm13133844.

American Psychiatric Association, DSM-5 Task Force. *Diagnostic and statistical manual of mental disorders: DSM-5*™ (5th ed.). 2013; American Psychiatric Publishing, Inc. https://doi.org/10.1176/appi.books.9780890425596

Anastopoulos, A. D., Langberg, J. M., Eddy, L. D. et al. (2021). A randomized controlled trial examining CBT for college students with ADHD. *J Consult Clin Psychol, 89*(1):21–33. https://doi.org/10.1037/ccp0000553.

Attoe, D. E., Climie, E. A. (2023). Miss. Diagnosis: A Systematic Review of ADHD in Adult Women. *J Atten Disord, 27*(7):645–657. https://doi.org/10.1177/10870547231161533.

Barkley, R. A., Brown, T. E. (2008). Unrecognized attention-deficit/hyperactivity disorder in adults presenting with other psychiatric disorders. *CNS Spectr, 13*(11):977–84. https://doi.org/10.1017/s1092852900014036.

Bijl, R. V., Ravelli, A., van Zessen, G. (1998). Prevalence of psychiatric disorder in the general population: results of The Netherlands Mental Health Survey and Incidence Study (NEMESIS). *Soc Psychiatry Psychiatr Epidemiol, 33*(12):587–95. https://doi.org/10.1007/s001270050098.

Bode, H., Ivens, B., Bschor, T. et al. (2021). Association of Hypothyroidism and Clinical Depression: A Systematic Review and Meta-analysis. *JAMA Psychiatry, 78*(12):1375–1383. https://doi.org/10.1001/jamapsychiatry.2021.2506.

Bond, D. J., Hadjipavlou, G., Lam, R. W. et al. (2012). The Canadian Network for Mood and Anxiety Treatments (CANMAT) task force recommendations for the management of patients with mood disorders and comorbid attention-deficit/hyperactivity disorder. *Ann Clin Psychiatry, 24*(1):23–37.

Brancati, G. E., Magnesa, A., Acierno, D. et al. (2024). Current nonstimulant medications for adults with attention-deficit/hyperactivity disorder. *Expert Rev Neurother, 24*(8):743–759. https://doi.org/10.1080/14737175.2024.2370346.

Bundesärztekammer (BÄK), Kassenärztliche Bundesvereinigung (KBV), Arbeitsgemeinschaft der Wissenschaftlichen Medizinischen Fachgesellschaften (AWMF). (2022). Nationale VersorgungsLeitlinie Unipolare Depression – Langfassung, Version 3.2. [cited: 2025-02-03]. https://doi.org/10.6101/AZQ/000505. www.leitlinien.de/depression

Cachoeira, C. T., Leffa, D. T., Mittelstadt, S. D. et al. (2017). Positive effects of transcranial direct current stimulation in adult patients with attention-deficit/hyperactivity disorder – A pilot randomized controlled study. *Psychiatry Res, 247:*28–32. https://doi.org/10.1016/j.psychres.2016.11.009.

Canela, C., Buadze, A., Dube, A. et al. (2017). Skills and compensation strategies in adult ADHD – A qualitative study. *PLoS One, 12*(9):e0184964. https://doi.org/10.1371/journal.pone.0184964.

Carter, J. D., McIntosh, V. V., Jordan, J. et al. (2013). Psychotherapy for depression: a randomized clinical trial comparing schema therapy and cognitive behavior therapy. *J Affect Disord, 151*(2):500–505. https://doi.org/10.1016/j.jad.2013.06.034.

Caselli, I., Ielmini, M., Bellini, A. et al. (2023). Efficacy of short-term psychodynamic psychotherapy (STPP) in depressive disorders: A systematic review and meta-analysis. *J Affect Disord, 325:*169–176. https://doi.org/10.1016/j.jad.2022.12.161.

Cherkasova, M. V., Roy, A., Molina, B. S. G. et al. (2022). Review: Adult Outcome as Seen Through Controlled Prospective Follow-up Studies of Children With Attention-Deficit/Hyperactivity Disorder Followed Into Adulthood. *J Am Acad Child Adolesc Psychiatry, 61*(3):378–391. https://doi.org/10.1016/j.jaac.2021.05.019.

Chesney, E., Goodwin, G. M., Fazel, S. (2014). Risks of all-cause and suicide mortality in mental disorders: a meta-review. *World Psychiatry, 13*(2):153–60. https://doi.org/10.1002/wps.20128.

Clemow, D. B., Walker, D. J. (2014). The potential for misuse and abuse of medications in ADHD: a review. *Postgrad Med, 126*(5):64–81. https://doi.org/10.3810/pgm.2014.09.2801.

Colodro-Conde, L., Couvy-Duchesne, B., Zhu, G. et al. (2018). A direct test of the diathesis-stress model for depression. *Mol Psychiatry. 23*(7):1590–1596. https://doi.org/10.1038/mp.2017.130.

Cortese S. (2020). Pharmacologic Treatment of Attention Deficit-Hyperactivity Disorder. *N Engl J Med.;383*(11):1050–1056. https://doi.org/10.1056/NEJMra1917069.

Cuijpers, P., Donker, T., Weissman, M. M. et al. (2016). Interpersonal Psychotherapy for Mental Health Problems: A Comprehensive Meta-Analysis. *Am J Psychiatry, 173*(7):680–7. https://doi.org/10.1176/appi.ajp.2015.15091141.

Cuijpers, P., Quero, S., Noma, H. et al. (2021). Psychotherapies for depression: a network meta-analysis covering efficacy, acceptability and long-term outcomes of all main treatment types. *World Psychiatry 20*(2):283–293. https://doi.org/10.1002/wps.20860.

Denee, T., Kerr, C., Ming, T. et al. (2021). Current treatments used in clinical practice for major depressive disorder and treatment resistant depression in England: A retrospective database study. *J Psychiatr Res 139:*172–178. https://doi.org/10.1016/j.jpsychires.2021.05.026.

de Zwaan, M., Gruss, B., Müller, A. et al. (2012). The estimated prevalence and correlates of adult ADHD in a German community sample. *Eur Arch Psychiatry Clin Neurosci, 262*(1):79–86. https://doi.org/10.1007/s00406-011-0211-9.

Demontis, D., Walters, R. K., Martin, J. et al. (2019). Discovery of the first genome-wide significant risk loci for attention deficit/hyperactivity disorder. *Nat Genet, 51*(1):63–75. https://doi.org/10.1038/s41588-018-0269-7.

Del Campo, N., Chamberlain, S. R., Sahakian, B. J. et al. (2011). The roles of dopamine and noradrenaline in the pathophysiology and treatment of attention-deficit/hyperactivity disorder. *Biol Psychiatry 15;69*(12):e145–57. https://doi.org/10.1016/j.biopsych.2011.02.036.

Desai Boström, A. E., Cars, T., Hellner, C. et al. (2025). Recovery and Recurrence From Major Depression in Adolescence and Adulthood. *Acta Psychiatr Scand.* https://doi.org/10.1111/acps.13785.

DGKJP, DGPPN, KBV et al. (2018). S3-Leitlinie »Aufmerksamkeitsdefizit-/Hyperaktivitätsstörung (ADHS) bei Kindern, Jugendlichen und Erwachsenen«; 2018 Langfassung – Version 1.0. AWMF-Registernummer: 028–045. Verfügbar unter: https://www.awmf.org [abgerufen am: 27.01.2025].

Dilling, H., Mombour, W., Schmidt, M. H. (2006). *International classification of mental disorders. ICD-10 chapter V (F). diagnostic criteria for research and practice 4.* Bern: Huber.

Dorani, F., Bijlenga, D., Beekman, A. T. F. et al. (2021). Prevalence of hormone-related mood disorder symptoms in women with ADHD. *J Psychiatr Res, 133:*10–15. https://doi.org/10.1016/j.jpsychires.2020.12.005.

Ebmeier, K. P., Donaghey, C., Steele, J. D. (2006). Recent developments and current controversies in depression. *Lancet 14;367*(9505):153–67. https://doi.org/10.1016/S0140-6736(06)67964-6.

Faraone, S. V., Biederman, J., Spencer, T. et al. (2000). Attention-deficit/hyperactivity disorder in adults: an overview. *Biol Psychiatry 1;48*(1):9–20. https://doi.org/10.1016/s0006-3223(00)00889-1.

Faraone, S. V., Biederman, J., Spencer, T. J. et al. (2006). Comparing the efficacy of medications for ADHD using meta-analysis. *MedGenMed 5;8*(4):4. PMID: 17415287; PMCID: PMC1868385.

Faraone, S. V., Banaschewski, T., Coghill, D. et al. (2021). The World Federation of ADHD International Consensus Statement: 208 Evidence-based conclusions about the disorder. *Neurosci Biobehav Rev, 128:*789–818. https://doi.org/10.1016/j.neubiorev.2021.01.022.

Fayyad, J., Sampson, N. A., Hwang, I. et al. (2017). The descriptive epidemiology of DSM-IV Adult ADHD in the World Health Organization World Mental Health Surveys. *Atten Defic Hyperact Disord, 9*(1):47–65. https://doi.org/10.1007/s12402-016-0208-3.

Findeis, H., Strauß, M. (2025). The effects of psychostimulants in menstruating women with ADHD – A gender health gap in ADHD treatment? Prog Neuro-psychopharmacol *Biol Psychiatry, 20;137:*111261. https://doi.org/10.1016/j.pnpbp.2025.111261.

Fiquer, J. T., Moreno, R. A., Brunoni, A. R. et al. (2018). What is the nonverbal communication of depression? Assessing expressive differences between depressive patients and healthy volunteers during clinical interviews. *J Affect Disord, 1;238:636–644.* https://doi.org/10.1016/j.jad.2018.05.071.

Fitzgerald, C., Dalsgaard, S., Nordentoft, M. et al. (2019). Suicidal behaviour among persons with attention-deficit hyperactivity disorder. *Br J Psychiatry 7:*1–6. https://doi.org/10.1192/bjp.2019.128.

Franz, A. P., Bolat, G. U., Bolat, H. et al. (2018). Attention-Deficit/Hyperactivity Disorder and Very Preterm/Very Low Birth Weight: A Meta-analysis. *Pediatrics, 141*(1):e20171645. https://doi.org/10.1542/peds.2017-1645.

Froehlich, T. E., Lanphear, B. P., Auinger, P. et al. (2009). Association of tobacco and lead exposures with attention-deficit/hyperactivity disorder. *Pediatrics, 124*(6):e1054–63. https://doi.org/10.1542/peds.2009-0738.

Furukawa, E., Bado, P., Tripp, G. et al. (2014). Abnormal striatal BOLD responses to reward anticipation and reward delivery in ADHD. *PLoS One, 26;9*(2):e89129. https://doi.org/10.1371/journal.pone.0089129.

Garcia-Argibay, M., Brikell, I., Thapar, A. et al. (2024). Attention-Deficit/Hyperactivity Disorder and Major Depressive Disorder: Evidence From Multiple Genetically Informed Designs. *Biol Psychiatry, 1;95*(5):444–452. https://doi.org/10.1016/j.biopsych.2023.07.017.

Goodman, S. H., Rouse, M. H., Connell, A. M. et al. (2011). Maternal depression and child psychopathology: a meta-analytic review. *Clin Child Fam Psychol Rev, 14*(1):1–27. https://doi.org/10.1007/s10567-010-0080-1.

Haehner, P., Würtz, F., Kritzler, S. et al. (2024). The relationship between the perception of major life events and depression: A systematic scoping review and meta-analysis. *J Affect Disord. 349:*145–157. https://doi.org/10.1016/j.jad.2024.01.042.

Hamilton, M. A. (1960). rating scale for depression. *J Neurol Neurosurg Psychiatry, 23*(1):56–62. https://doi.org/10.1136/jnnp.23.1.56. PMID: 14399272; PMCID: PMC495331.

Hart, H., Radua, J., Nakao, T. et al. (2013). Meta-analysis of functional magnetic resonance imaging studies of inhibition and attention in attention-deficit/hyperactivity disorder: exploring task-specific, stimulant medication, and age effects. *JAMA Psychiatry, 70*(2):185–98.

Hearne, L. J., Lin, H. Y., Sanz-Leon, P. et al. (2021). ADHD symptoms map onto noise-driven structure-function decoupling between hub and peripheral brain regions. *Mol Psychiatry, 26*(8):4036–4045. https://doi.org/10.1038/s41380-019-0554-6.

Huang, L., Wang, Y., Zhang, L. et al. (2018). Maternal Smoking and Attention-Deficit/Hyperactivity Disorder in Offspring: A Meta-analysis. *Pediatrics, 141*(1): e20172465. https://doi.org/10.1542/peds.2017-2465.

Huang, J., Ulke, C., Strauss, M. (2019). Brain arousal regulation and depressive symptomatology in adults with attention-deficit/hyperactivity disorder (ADHD). *BMC Neurosci, 20;20*(1):43. https://doi.org/10.1186/s12868-019-0526-4.

Hyde, J. S., Mezulis, A. H. (2020). Gender Differences in Depression: Biological, Affective, Cognitive, and Sociocultural Factors. *Harv Rev Psychiatry, 28*(1):4–13. https://doi.org/10.1097/HRP.0000000000000230.

Jacobi, F., Höfler, M., Strehle, J. et al. (2014). Psychische Störungen in der Allgemeinbevölkerung: Studie zur Gesundheit Erwachsener in Deutschland und ihr Zusatzmodul Psychische Gesundheit (DEGS1-MH). *Nervenarzt, 85*(1):77–87. https://doi.org/10.1007/s00115-013-3961-y.

Jacobi, F., Höfler, M., Strehle, J. et al. (2016). Erratum zu: Psychische Störungen in der Allgemeinbevölkerung. Studie zur Gesundheit Erwachsener in Deutschland und ihr Zusatzmodul »Psychische Gesundheit« (DEGS1-MH). *Nervenarzt, 87*(1):88–90. https://doi.org/10.1007/s00115-015-4458-7.

Karyotaki, E., Efthimiou, O., Miguel, C. et al. (2021). Internet-Based Cognitive Behavioral Therapy for Depression: A Systematic Review and Individual Patient Data Network Meta-analysis. *JAMA Psychiatry, 1;78*(4):361–371. https://doi.org/10.1001/jamapsychiatry.2020.4364. Erratum in: JAMA Psychiatry. 2024 Mar 1;81(3):320. https://doi.org/10.1001/jamapsychiatry.2023.5122.

Katzman, M. A., Bilkey, T. S., Chokka, P. R. et al. (2017). Adult ADHD and comorbid disorders: clinical implications of a dimensional approach. *BMC Psychiatry, 22;17*(1):302. https://doi.org/10.1186/s12888-017-1463-3.

Keilow, M., Wu, C., Obel, C. (2020). Cumulative social disadvantage and risk of attention deficit hyperactivity disorder: Results from a nationwide cohort study. *SSM Popul Health, 31;10:*100548. https://doi.org/10.1016/j.ssmph.2020.100548.

Köhler, C. A., Evangelou, E., Stubbs, B. et al. (2018). Mapping risk factors for depression across the lifespan: An umbrella review of evidence from meta-analyses and Mendelian randomization studies. *J Psychiatr Res, 103:*189–207. https://doi.org/10.1016/j.jpsychires.2018.05.020.

Kok, F. M., Groen, Y., Fuermaier, A. B. M. et al. (2020). The female side of pharmacotherapy for ADHD-A systematic literature review. *PLoS One, 18;15*(9): e0239257. https://doi.org/10.1371/journal.pone.0239257.

Kooij, J. J. S., Bijlenga, D., Salerno, L. et al. (2019). Updated European Consensus Statement on diagnosis and treatment of adult ADHD. *Eur Psychiatry, 56:*14–34. https://doi.org/10.1016/j.eurpsy.2018.11.001.

Lasky, A. K., Weisner, T. S., Jensen, P. S. et al. (2016). ADHD in context: Young adults' reports of the impact of occupational environment on the manifestation of ADHD. *Soc Sci Med, 161:*160–8. https://doi.org/10.1016/j.socscimed.2016.06.003. Epub 2016 Jun 7. PMID: 27299978

Lee, D. Y., Kim, C., Shin, Y. et al. (2024). Combined Methylphenidate and Selective Serotonin Reuptake Inhibitors in Adults With Attention-Deficit/Hyperactivity Disorder. *JAMA Netw Open, 1;*7(10):e2438398. https://doi.org/10.1001/jamanetworkopen.2024.38398.

Li, H., Cui, L., Li, J. et al. (2021). Comparative efficacy and acceptability of neuromodulation procedures in the treatment of treatment-resistant depression: a network meta-analysis of randomized controlled trials. *J Affect Disord, 15;287:*115–124. https://doi.org/10.1016/j.jad.2021.03.019.

Libutzki, B., Neukirch, B., Reif, A. et al. (2024). Somatic burden of attention-deficit/hyperactivity disorder across the lifecourse. *Acta Psychiatr Scand, 150*(2):105–117. https://doi.org/10.1111/acps.13694.

Liu, C. I., Hua, M. H., Lu, M. L. et al. (2023). Effectiveness of cognitive behavioural-based interventions for adults with attention-deficit/hyperactivity disorder extends beyond core symptoms: A meta-analysis of randomized controlled trials. *Psychol Psychother, 96*(3):543–559. https://doi.org/10.1111/papt.12455.

Löwe, B., Kroenke, K., Herzog, W. et al. (2004). Measuring depression outcome with a brief self-report instrument: sensitivity to change of the Patient Health Questionnaire (PHQ-9). *J Affect Disord, 81*(1):61–6. https://doi.org/10.1016/S0165-0327(03)00198-8 .

Lopresti, A. L., Hood, S. D., Drummond, P. D. (2013). A review of lifestyle factors that contribute to important pathways associated with major depression: diet, sleep and exercise. *J Affect Disord, 15;148*(1):12–27. https://doi.org/10.1016/j.jad.2013.01.014.

Madjar, N., Gazoli, R., Manor, I. et al. (2020). Contrasting effects of music on reading comprehension in preadolescents with and without ADHD. *Psychiatry Res, 291:*113207. https://doi.org/10.1016/j.psychres.2020.113207.

Maidment, I. D. (2003). The use of antidepressants to treat attention deficit hyperactivity disorder in adults. *J Psychopharmacol, 17*(3):332–6. https://doi.org/10.1177/0269881103017З016.

Mandelli, L., Petrelli, C., Serretti, A. (2015). The role of specific early trauma in adult depression: A meta-analysis of published literature. Childhood trauma and adult depression. *Eur Psychiatry*, 30(6):665–80. https://doi.org/10.1016/j.eurpsy.2015.04.007.

Marwaha, S., Balbuena, L., Winsper, C. et al. (2015). Mood instability as a precursor to depressive illness: A prospective and mediational analysis. *Aust N Z J Psychiatry, 49*(6):557–65. https://doi.org/10.1177/0004867415579920.

Marx, W., Penninx, B. W. J. H., Solmi, M. et al. (2023). Major depressive disorder. *Nat Rev Dis Primers, 24;9*(1):44. https://doi.org/10.1038/s41572-023-00454-1.

Mauche, N., Ulke, C., Huang, J. et al. (2024). Treatment of adult attention-deficit hyperactivity disorder (ADHD) with transcranial direct current stimulation (tDCS): study protocol for a parallel, randomized, double-blinded, sham-controlled, multicenter trial (Stim-ADHD). *Eur Arch Psychiatry Clin Neurosci, 274*(1):71–82. https://doi.org/10.1007/s00406-023-01652-4.

McCarthy, H., Skokauskas, N., Mulligan, A. et al. (2013). Attention network hypoconnectivity with default and affective network hyperconnectivity in adults diagnosed with attention-deficit/hyperactivity disorder in childhood. *JAMA Psychiatry, 70*(12):1329–37. https://doi.org/10.1001/jamapsychiatry.2013.2174.

McGough, J. J., Smalley, S. L., McCracken, J. T. et al. (2005). Psychiatric comorbidity in adult attention deficit hyperactivity disorder: findings from multiplex families. *Am J Psychiatry, 162*(9):1621–7. https://doi.org/10.1176/appi.ajp.162.9.1621.

Milaneschi, Y., Kappelmann, N., Ye, Z. et al. (2021). Association of inflammation with depression and anxiety: evidence for symptom-specificity and potential causality from UK Biobank and NESDA cohorts. *Mol Psychiatry, 26*(12):7393–7402. https://doi.org/10.1038/s41380-021-01188-w. Epub 2021 Jun 16. Erratum in: Mol Psychiatry. 2022 Mar;27(3):1856. https://doi.org/10.1038/s41380-021-01388-4.

Müller, S., Strauß, M., Steinberg, H. (2024). Sind die Konzepte zur »chronischen Manie« der deutschsprachigen Psychiatrie um 1900 frühe Beiträge zum Störungsbild der adulten Form der Aufmerksamkeitsdefizit-/Hyperaktivitätsstörung (ADHS)? *Nervenarzt, 15.* https://doi.org/10.1007/s00115-024-01669-7.

Nelson, J., Klumparendt, A., Doebler, P. et al. (2017). Childhood maltreatment and characteristics of adult depression: meta-analysis. *Br J Psychiatry. 210*(2):96–104. https://doi.org/10.1192/bjp.bp.115.180752.

Nimmo-Smith, V., Merwood, A., Hank, D. et al. (2020). Non-pharmacological interventions for adult ADHD: a systematic review. *Psychol Med, 50*(4):529–541. https://doi.org/10.1017/S0033291720000069.

Nordby, E. S., Guribye, F., Nordgreen, T. et al. (2023). Silver linings of ADHD: a thematic analysis of adults' positive experiences with living with ADHD. *BMJ Open, 3;13*(10):e072052. https://doi.org/10.1136/bmjopen-2023-072052.

Oddo, L. E., Knouse, L. E., Surman, C. B. H. et al. (2018). Investigating Resilience to Depression in Adults With ADHD. *J Atten Disord, 22*(5):497–505. https://doi.org/10.1177/1087054716636937.

Öst, L. G., Enebrink, P., Finnes, A. et al. (2023). Cognitive behavior therapy for adult depressive disorders in routine clinical care: A systematic review and meta-analysis. *J Affect Disord, 15;331:*322–333. https://doi.org/10.1016/j.jad.2023.03.002. Epub 2023 Mar 8.

Ohnishi, T., Toda, W., Itagaki, S. et al. (2023). Disrupted structural connectivity and less efficient network system in patients with the treatment-naive adult attention-deficit/hyperactivity disorder. *Front Psychiatry, 16;14:*1093522. https://doi.org/10.3389/fpsyt.2023.1093522.

Onnink, A. M., Zwiers, M. P., Hoogman, M. et al. (2014). Brain alterations in adult ADHD: effects of gender, treatment and comorbid depression. *Eur Neuropsychopharmacol, 24*(3):397–409. https://doi.org/10.1016/j.euroneuro.2013.11.011.

Park, J. I., Lee, I. H., Lee, S. J. et al. (2023). Effects of music therapy as an alternative treatment on depression in children and adolescents with ADHD by activating serotonin and improving stress coping ability. *BMC Complement Med Ther, 6;23*(1):73. https://doi.org/10.1186/s12906-022-03832-6.

Paucke, M., Stark, T., Exner, C. et al. (2018). Aufmerksamkeitsdefizit-/Hyperaktivitätssyndrom (ADHS) und komorbide psychische Erkrankungen: ADHS-spezifische Selbstbeurteilungsskalen bei der Differenzialdiagnostik [Attention deficit-hyperactivity disorder (ADHD) and comorbid mental disorders : ADHD-specific self-rating scales in differential diagnostics]. *Nervenarzt, 89*(11):1287–1293. https://doi.org/10.1007/s00115-018-0553-x.

Paucke, M., Stibbe, T., Huang, J. et al. (2021). Differentiation of ADHD and Depression Based on Cognitive Performance. *J Atten Disord, 25*(7):920–932. https://doi.org/10.1177/1087054719865780.

Pedersen, A. B., Edvardsen, B. V., Messina, S. M. et al. (2024). Self-Esteem in Adults With ADHD Using the Rosenberg Self-Esteem Scale: A Systematic Review. *J Atten Disord, 28*(7):1124–1138. https://doi.org/10.1177/10870547241237245. Epub 2024 Mar 16. PMID: 38491855

Possidente, C., Fanelli, G., Serretti, A. et al. (2023). Clinical insights into the cross-link between mood disorders and type 2 diabetes: A review of longitudinal studies and Mendelian randomisation analyses. *Neurosci Biobehav Rev, 152:*105298. https://doi.org/10.1016/j.neubiorev.2023.105298.

Powell, V., Agha, S. S., Jones, R. B. et al. (2021). ADHD in adults with recurrent depression. *J Affect Disord, 295:*1153–1160. https://doi.org/10.1016/j.jad.2021.09.010.

Riglin, L., Leppert, B., Dardani, C. et al. (2021). ADHD and depression: investigating a causal explanation. *Psychol Med, 51*(11):1890–1897. https://doi.org/10.1017/S0033291720000665.

Rivas-Vazquez, R. A., Diaz, S. G., Visser, M. M. et al. (2023). Adult ADHD: Underdiagnosis of a Treatable Condition. *J Health Serv Psychol, 49*(1):11–19. https://doi.org/10.1007/s42843-023-00077-w.

Rösler, M., Retz-Junginger, P., Retz, W. et al. (2021). *Homburger ADHS-Skalen für Erwachsene, Untersuchungsverfahren zur syndromalen und kategorialen Diagnostik der Aufmerksamkeitsdefizit-/Hyperaktivitätsstörung (ADHS) im Erwachsenenalter.* Hogrefe.

Rogers, B. J., Deng, Y., Moniruzzaman, M. et al. (2025). The Role of the Neighborhood Social Environment on Adulthood Depression: Insights from Midlife in the United States III. *Community Ment Health J.* https://doi.org/10.1007/s10597-025-01500-w.

Rush, A. J. (2007). The varied clinical presentations of major depressive disorder. *J Clin Psychiatry, 68;8:*4–10.

Sabel, C. E., Pedersen, C. B., Antonsen, S. et al. (2024). Changing Neighborhood Income Deprivation Over Time, Moving in Childhood, and Adult Risk of Depression. *JAMA Psychiatry. 81*(9):919–927. https://doi.org/10.1001/jamapsychiatry.2024.1382.

Sadeghian Nadooshan, M. R., Shahrivar, Z., Mahmoudi Gharaie, J. et al. (2022). ADHD in adults with major depressive or bipolar disorder: does it affect clinical features, comorbidity, quality of life, and global functioning? *BMC Psychiatry, 15;22*(1):707. https://doi.org/10.1186/s12888-022-04273-8.

Sato, A., Eguchi, E., Hayashi, F. et al. (2025). A prospective study of the association between lifestyle and the risk of depressive symptoms. *J Affect Disord, 376:*269–279. https://doi.org/10.1016/j.jad.2025.01.040.

Saville, P., Kinney, C., Heiderscheit, A. et al. (2025). Exploring the Intersection of ADHD and Music: A Systematic Review. *Behav Sci, 13;15*(1):65. https://doi.org/10.3390/bs15010065.

Schein, J., Cloutier, M., Gauthier-Loiselle, M. et al. (2023). Risk factors associated with newly diagnosed attention-deficit/hyperactivity disorder in adults: a retrospective case-control study. *BMC Psychiatry, 23;23*(1):870. https://doi.org/10.1186/s12888-023-05359-7.

Schippers, L. M., Horstman, L. I., van de Velde, H. et al. (2022). A qualitative and quantitative study of self-reported positive characteristics of individuals with ADHD. *Front Psychiatry, 12;13:*922788. https://doi.org/10.3389/fpsyt.2022.922788.

Schippers, L. M., Greven, C. U., Hoogman, M. (2024). Associations between ADHD traits and self-reported strengths in the general population. *Compr Psychiatry, 130:*152461. https://doi.org/10.1016/j.comppsych.2024.152461. Epub 2024 Feb 5.

Seery, C., Wrigley, M., O'Riordan, F. et al. (2022). What adults with ADHD want to know: A Delphi consensus study on the psychoeducational needs of experts by experience. *Health Expect. 25*(5):2593–2602. https://doi.org/10.1111/hex.13592.

Shaw, M., Hodgkins, P., Caci, H. et al. (2012). A systematic review and analysis of long-term outcomes in attention deficit hyperactivity disorder: effects of treatment and non-treatment. *BMC Med, 10:99.* https://doi.org/10.1186/1741-7015-10-99.

Shaw, P., Stringaris, A., Nigg, J. et al. (2014). Emotion dysregulation in attention deficit hyperactivity disorder. *Am J Psychiatry, 171*(3):276–93. https://doi.org/10.1176/appi.ajp.2013.13070966.

Shorey, S., Chua, J. Y. X. (2023). Effectiveness of peer support interventions for adults with depressive symptoms: a systematic review and meta-analysis. *J Ment Health, 32*(2):465–479. https://doi.org/10.1080/09638237.2021.2022630.

Sibley, M. H., Arnold, L. E., Swanson, J. M. et al. (2022). Variable Patterns of Remission From ADHD in the Multimodal Treatment Study of ADHD. *Am J Psychiatry, 179*(2):142–151. https://doi.org/10.1176/appi.ajp.2021.21010032.

Siegle, G. J., Thompson, W., Carter, C. S. et al. (2007). Increased amygdala and decreased dorsolateral prefrontal BOLD responses in unipolar depression: related and independent features. *Biol Psychiatry, 15;61*(2):198–209. https://doi.org/10.1016/j.biopsych.2006.05.048.

Simon, G. E., Moise, N., Mohr, D. C. (2024). Management of Depression in Adults: A Review. *JAMA. 332*(2):141–152. https://doi.org/10.1001/jama.2024.5756.

Skliarova, T., Pedersen, H., Holsbrekken, Å. et al. (2024). Psychoeducational group interventions for adults diagnosed with attention-deficit/hyperactivity disorder: a scoping review of feasibility, acceptability, and outcome measures. *BMC Psychiatry, 20;24*(1):463. https://doi.org/10.1186/s12888-024-05908-8.

Söderlund, G., Sikström, S., Smart, A. (2007). Listen to the noise: noise is beneficial for cognitive performance in ADHD. *J Child Psychol Psychiatry, 48*(8):840–7. https://doi.org/10.1111/j.1469-7610.2007.01749.x.

Steinberg, H., Strauß, M. (2022). Adult attention deficit hyperactivity disorder (ADHD) in the clinical descriptions and classificatory reflections of Gustav Specht (1905) and Hermann Paul Nitsche (1910). *Nervenarzt. 93*(7):735–741. https://doi.org/10.1007/s00115-021-01233-7.

Steinberg, H., Strauß, M. (2020). Attention-deficit/hyperactivity disorder (ADHD) in adults in the clinical perception and classification of Emil Kraepelin. *Nervenarzt, 91*(5):446–454; 2020. https://doi.org/10.1007/s00115-019-0725-3.

Stibbe, T., Huang, J., Paucke, M. et al. (2020). Gender differences in adult ADHD: Cognitive function assessed by the test of attentional performance. *PLoS One, 15;15*(10):e0240810. https://doi.org/10.1371/journal.pone.0240810.

Stubbs, B., Vancampfort, D., Veronese, N. et al. (2017). Depression and pain: primary data and meta-analysis among 237 952 people across 47 low- and middle-income countries. *Psychol Med, 47*(16):2906–2917. https://doi.org/10.1017/S0033291717001477.

Schippers, L. M., Horstman, L. I., van de Velde, H. et al. (2022). A qualitative and quantitative study of self-reported positive characteristics of individuals with ADHD. *Front Psychiatry, 12;13:*922788. https://doi.org/10.3389/fpsyt.2022.922788.

Strauß, M., Petroff, D., Huang, J. et al. (2021). The »VIP-ADHD trial«: Does brain arousal have prognostic value for predicting response to psychostimulants in adult ADHD patients? *Eur Neuropsychopharmacol, 43:116–128.* https://doi.org/10.1016/j.euroneuro.2020.12.003.

Strauß, M., Ulke, C., Paucke, M. et al. (2018). Brain arousal regulation in adults with attention-deficit/hyperactivity disorder (ADHD). *Psychiatry Res, 261:*102–108. https://doi.org/10.1016/j.psychres.2017.12.043.

Suktas, A., Ekalaksananan, T., Aromseree, S. et al. (2024). Genetic polymorphism involved in major depressive disorder: a systemic review and meta-analysis. *BMC Psychiatry, 22;24*(1):716. https://doi.org/10.1186/s12888-024-06195-z.

Szegedi, A., Jansen, W. T., van Willigenburg, A. P. et al. (2009). Early improvement in the first 2 weeks as a predictor of treatment outcome in patients with major depressive disorder: a meta-analysis including 6562 patients. *J Clin Psychiatry, 70*(3):344–53. https://doi.org/10.4088/jcp.07m03780.

Taylor, M. J., Lichtenstein, P., Larsson, H. et al. (2016). Is There a Female Protective Effect Against Attention-Deficit/Hyperactivity Disorder? Evidence From Two Representative Twin Samples. *J Am Acad Child Adolesc Psychiatry, 55*(6):504–512.e2. https://doi.org/10.1016/j.jaac.2016.04.004.

Torrente, F., López, P., Lischinsky, A. et al. (2017). Depressive symptoms and the role of affective temperament in adults with attention-deficit/hyperactivity disorder (ADHD): A comparison with bipolar disorder. *J Affect Disord, 15;221:*304–311. https://doi.org/10.1016/j.jad.2017.06.040.

Tursi, M. F., Baes, C. V., Camacho, F. R. et al. (2013). Effectiveness of psychoeducation for depression: a systematic review. *Aust N Z J Psychiatry, 47*(11):1019–31. https://doi.org/10.1177/0004867413491154.

van Hal, R., Geurts, D., van Eijndhoven, P. et al. (2023). A transdiagnostic view on MDD and ADHD: shared cognitive characteristics? *J Psychiatr Res, 165:*315–324. https://doi.org/10.1016/j.jpsychires.2023.07.028.

Vermeiden, M., Kamperman, A. M., Vulink, M. E. et al. (2015). Early improvement as a predictor of eventual antidepressant treatment response in severely depressed inpatients. *Psychopharmacology, 232*(8):1347–56. https://doi.org/10.1007/s00213-014-3765-1.

Videbech, P., Ravnkilde, B. (2004). Hippocampal volume and depression: a meta-analysis of MRI studies. *Am J Psychiatry, 161*(11):1957–66. https://doi.org/10.1176/appi.ajp.161.11.1957.

Volkow, N. D., Wang, G. J., Kollins, S. H. et al. (2009). Evaluating dopamine reward pathway in ADHD: clinical implications. *JAMA, 302*(10):1084–91. https://doi.org/10.1001/jama.2009.1308. Erratum in: JAMA. 2009 Oct 7;302(13):1420.

Volkow, N. D., Wang, G. J., Newcorn, J. H. et al. (2011). Motivation deficit in ADHD is associated with dysfunction of the dopamine reward pathway. *Mol Psychiatry, 16*(11):1147–54. https://doi.org/10.1038/mp.2010.97.

Wagner, S., Engel, A., Engelmann, J. et al. (2017). Early improvement as a resilience signal predicting later remission to antidepressant treatment in patients with Major Depressive Disorder: Systematic review and meta-analysis. *J Psychiatr Res, 94:*96–106. https://doi.org/10.1016/j.jpsychires.2017.07.003.

Wang, R., Liu, Y., Xue, D. et al (2019). Depressive symptoms among Chinese residents: how are the natural, built, and social environments correlated? *BMC Public Health, 5;19*(1):887. https://doi.org/10.1186/s12889-019-7171-9.

Whisman, M. A., du Pont, A., Butterworth, P. (2020). Longitudinal associations between rumination and depressive symptoms in a probability sample of adults. *J Affect Disord, 1;260:*680–686. https://doi.org/10.1016/j.jad.2019.09.035.

Williamson, D., Johnston, C. (2015). Gender differences in adults with attention-deficit/hyperactivity disorder: A narrative review. *Clin Psychol Rev, 40:*15–27. https://doi.org/10.1016/j.cpr.2015.05.005.

Wooderson, S. C., Juruena, M. F., Fekadu, A. et al. (2011). Prospective evaluation of specialist inpatient treatment for refractory affective disorders. *J Affect Disord,* (1–3):92–103. https://doi.org/10.1016/j.jad.2010.11.002.

Young, S., Adamo, N., Ásgeirsdóttir, B. B. et al. (2020). Females with ADHD: An expert consensus statement taking a lifespan approach providing guidance for the identification and treatment of attention-deficit/hyperactivity disorder in girls and women. *BMC Psychiatry, 20*(1):404. https://doi.org/10.1186/s12888-020-02707-9.

Young, S., Uysal, O., Kahle, J. et al. (2024). A systematic review and meta-analysis comparing the severity of core symptoms of attention-deficit hyperactivity disorder in females and males. *Psychol Med.;54*(14):1–22. https://doi.org/10.1017/S0033291724001600.

Zimmermann, J., Löffler-Stastka, H., Huber, D., et al. (2015). Is It All about the Higher Dose? Why Psychoanalytic Therapy Is an Effective Treatment for Major Depression. *Clin Psychol Psychother ;22*(6):469–87. https://doi.org/10.1002/cpp.1917.

Online-Zusatzmaterial

Die Zusatzmaterialien[1] können Sie unter folgendem Link herunterladen:

https://dl.kohlhammer.de/978-3-17-045551-1

---

1 Wichtiger urheberrechtlicher Hinweis: Alle zusätzlichen Materialien, die im Download-Bereich zur Verfügung gestellt werden, sind urheberrechtlich geschützt. Ihre Verwendung ist nur zum persönlichen und nichtgewerblichen Gebrauch erlaubt. Jede Verwendung außerhalb der engen Grenzen des Urheberrechts ist ohne Zustimmung des Verlags unzulässig und strafbar. Das gilt insbesondere für Vervielfältigungen, Übersetzungen, Mikroverfilmungen und für die Einspeicherung und Verarbeitung in elektronischen Systemen.